新冠肺炎防控青少年心理咨询百问百答
来自 12355 的声音

中国共产主义青年团中央委员会维护青少年权益部
北京市青少年法律与心理咨询服务中心　　组织编写

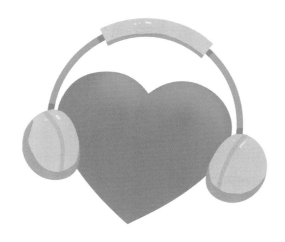

北京出版集团
北京出版社

图书在版编目（CIP）数据

新冠肺炎防控青少年心理咨询百问百答：来自 12355
的声音 / 中国共产主义青年团中央委员会维护青少年权
益部，北京市青少年法律与心理咨询服务中心组织编写．—
北京：北京出版社，2020.2

ISBN 978-7-200-15459-7

Ⅰ．①新… Ⅱ．①中… ②北… Ⅲ．①日冕形病毒—
病毒病—肺炎—心理咨询—青少年读物 Ⅳ．① R395.6-49

中国版本图书馆 CIP 数据核字（2020）第 026199 号

新冠肺炎防控青少年心理咨询百问百答
来自 12355 的声音
XINGUAN FEIYAN FANGKONG QING-SHAONIAN XINLI ZIXUN BAIWEN-BAIDA

中国共产主义青年团中央委员会维护青少年权益部 组织编写
北京市青少年法律与心理咨询服务中心

出　　版　北京出版集团
　　　　　北京出版社
网　　址　www.bph.com.cn
地　　址　北京北三环中路 6 号
邮　　编　100120
总 发 行　北京出版集团
经　　销　新华书店
印　　刷　三河市嘉科万达彩色印刷有限公司
开　　本　880mm×1230mm　1/32
印　　张　4.5
字　　数　150 千字
版　　次　2020 年 2 月第 1 版
印　　次　2022 年 6 月第 4 次印刷
书　　号　ISBN 978-7-200-15459-7
定　　价　28.00 元

如有印装质量问题，由本社负责调换
质量监督电话　010-58572393

编 委 会

主 任：王 锋

副主任：张蔚红　许建农

主 编：王 艺　张满江　杨 杰

撰稿人：（按音序排列）

参 编 单 位

广东省 12355 青少年综合服务平台

上海市 12355 青春在线青少年公共服务中心

湖北武汉 12355 青少年服务台

江苏省 12355 青少年服务台

山西省 12355 青少年公共服务平台

云南昆明 12355 青少年服务台

吉林省 12355 青少年服务台

安徽省 12355 青少年服务台

福建省 12355 青少年服务台

广西壮族自治区 12355 青少年综合服务平台

● 中国共产主义青年团中央委员会维护青少年权益部

共青团中央直属部门，负责青年发展规划实施情况研究评估，监测、评估发展指标落实情况；针对青少年发展状况开展理论和政策研究，推动制定、落实青少年法律法规和公共政策；构建青少年权益工作体系，代表和维护青少年的合法权益，引导青年有序政治参与；承担未成年人保护、预防青少年违法犯罪等有关方面交办的青少年事务。

● 北京市青少年法律与心理咨询服务中心

由北京市未成年人保护委员会和共青团北京市委员会于 1993 年共同创办的全市第一家具有法人资格、以青少年为主要服务对象，同时面向各界提供法律、心理、教育服务的社会团体。工作内容包括安全自护培训、禁毒教育、艾滋病防治宣传、涉诉未成年人心理援助、青少年心理健康服务等。多次被团中央授予"全国青少年维权岗"荣誉称号。在共青团中央维护青少年权益部的指导下，负责全国青少年 12355 网络咨询平台的运营工作。

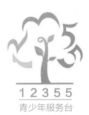

12355
青少年服务台

2020 年初，正当千家万户喜迎春节之际，一场突如其来的新型冠状病毒肺炎疫情在华夏大地肆虐。昔日车水马龙的大街变得空空荡荡，春节期间的走亲访友换成无奈的"观察""隔离"，庙会、剧场、影院不再是假日乐园，为了疫情防控，人们只能"宅"在家中，少出门就是为抗击疫情做贡献。

疫情发生后，党中央、国务院高度重视，习近平总书记亲自指挥、亲自部署疫情防控，打响了关乎人民群众生命健康的人民战争、总体战、阻击战。

党旗所指就是团旗所向。共青团中央第一时间发出行动令，各级团组织和广大团干部、团员青年立即行动起来。一支支青年突击队、一批批青年志愿者踊跃请战、奋勇当先，在防控物资的生产车间，在紧急调拨的运输环节，在社区楼宇的排查一线，到处都能看到他们忙碌的身影，到处都能看到闪耀的团徽、飘扬的团旗。

疫情防控也是心理战。随着感染人数的不断增加，恐惧、无助、焦虑等情绪在青少年心中滋生，足不出户的憋闷、烦躁也像病毒一样逐渐蔓延。为落实习近平总书记和党中央对疫情防控做出的要加强心理干预和疏导，有针对性做好人文关怀重要指示，共青团中央维护青少年权益部第一时间统筹调度，部署开展"12355 青少年心理援助特别行动"。北京市青少年法律与心理咨询服务中心直接运营团中央"青少年12355"网络平台，广东、上海、武汉、南京、太原、昆明6家全国12355区域中心、269个地方12355青少年服务台，协同专业力量、职能部门，始终奋战在防疫一线，用倾听、陪伴、疏导帮助青少年勇敢面对这场重大考验。

疫病无情，人间有爱。12355心理援助行动开展以来，已接听、答复1万多次青少年咨询，除了疫情防控相关问题外，人际关系、学习压力、心理困惑等也占很大比重。各地12355联系的心理咨询师，从专业角度提供心理健康和危机干预服务，帮助青少年及家长科学认识、应对疫情，减轻心理干扰及可能造成的心理伤害。国家卫生健康委团委也积极整合各地精神卫生医护力量，以志愿者身份加入12355心理援助服务，提供专业的病毒医学、流行病学知识普及和咨询答复。

在北京出版集团的支持下，我们在团中央"青少年12355"网络平台和部分省市12355青少年服务台的咨询服务中，精选了部分具有普遍性、典型性的案例汇编成书，供各地12355专业人士交流和广大青少年及家长朋友阅读。希望该书的出版，能够为特殊时期孩子们的内心世界传递温暖、带来阳光，汇聚起众志成城、同仇敌忾、坚决打赢疫情防控战的青春正能量！

共青团中央维护青少年权益部
北京市青少年法律与心理咨询服务中心
2020 年 2 月 10 日

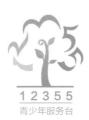

12355

青少年服务台

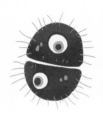

01

人际关系篇

"我刚刚跟妈妈吵架了！就因为我做错了几道数学题，我好生气，想离家出走，但是外面疫情这么严重，我又不敢出门。""居家隔离，原本可以好好陪陪孩子，但是发现亲子关系越来越紧张。"又是亲子关系！还有少年心中的孤独、惆怅……

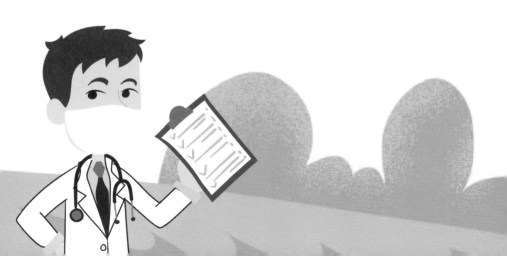

24 1

Q

　　您好，自从新冠肺炎疫情肆虐以来，我们小区也在宣传防控措施，我妈妈整天在家里隔几分钟就催促我去洗手，我觉得没必要那么频繁，就不愿意去洗手。我俩总是因此产生争执，不欢而散。我该怎么办？

A

　　你好，感谢在平台提问。很理解你现在的感受，遇到类似的事情，很多人都会出现类似的困惑。预防新冠肺炎最重要的办法就是勤洗手，少出门，戴口罩，但过度频繁的洗手就没有必要了。由于对疫情的恐惧和焦虑超出了承受极限，有些人会产生强烈的不安全感，通过反复洗手、反复消毒等行为来暂时减轻这种不安全感。建议你：

- 尝试"看到"妈妈内心的焦虑和害怕，对妈妈多一份包容和关怀。
- 换位思考，主动沟通，说出自己的想法和感受。
- 帮助妈妈用手机微信和亲朋好友畅聊，获得情感支持。
- 邀请妈妈一起做转移注意力、宣泄情绪的活动，比如看书、做操，既能抵御病毒侵害，也能增进亲子沟通。

　　你能及时寻求心理援助，说明你是一位有勇有谋的人，相信你一定可以解决目前的困惑。若有问题也欢迎你继续提问。祝阖家幸福！

2

　　最近我家孩子整天除了吃饭，其余时间都是把自己关在房间里，不爱与人交流。从前很懂事，从初二开始特别易怒，曾经因为手机跟我吵过几次，我们的关系变得紧张，我该怎么办才好？

　　这位家长你好，看到孩子从之前的懂事自觉变成现在的脾气暴躁，确实不大好接受，当家长的肯定会担心着急。其实我们要先弄清楚孩子为什么会变成这样，孩子这个年龄正好进入了青春期，青春期的孩子生理和心理都会发生很多变化。这个时期的孩子他们有时会觉得自己长大了，不需要大人管了，可是有时候还是非常幼稚，他们自己内心都经常处于矛盾状态。孩子在不断长大，而我们家长还停留在以前的思维，还在用以前的方式对待孩子，而没有跟上孩子成长的脚步，这就很容易跟孩子发生冲突，孩子也会觉得家长不理解他而把自己关起来，不跟家长交流。这种情况很多青春期的孩子都有，在这个特殊时期可能表现更明显。所以不是孩子有什么心理问题，而是我们要先了解孩子，试着去理解他们，跟孩子的关系是最重要的，亲子关系良好，孩子才愿意听。建议多关注孩子做得好的地方，及时肯定鼓励。当孩子情绪好的时候，可以跟孩子聊一聊，听听孩子内心的想法。不要着急，要相信自己的孩子。感谢留言，祝你生活愉快。

3

(24) **3**

Q

您好！最近因为新冠肺炎疫情假期延长，居家隔离，有了更多的时间和孩子在一起，原本想着孩子已经上初中了，以前忙于工作，没好好陪过他，现在可以好好陪陪孩子，但是发现亲子关系越来越紧张，矛盾重重，在疫情带来的焦虑情绪上又叠加了亲子关系的焦虑，不知如何调整。

A

你好！新冠肺炎疫情让我们有了一段和孩子在一起的较长时光，以前，因为忙于工作，我们没有时间陪孩子，即使有，也是琐碎和短暂的时光，所以父母们在居家隔离的这段时间里，都会抱有和你一样的期待，好好陪陪孩子。但是，我们发现孩子不愿和我们说话，甚至刻意疏远回避我们，更别说肯听我们的教导了，所以我们会失望、挫败、焦虑。

为什么会这样呢？首先，我们在这一突如其来的疫情面前，自己也是会有焦虑、担忧、恐慌等情绪的，因此无形中会带给孩子，孩子本能地会去回避；其次，更为重要的是我们的亲子关系质量不是靠陪伴时间长短来决定，而是靠陪伴质量来决定，如果我们不懂孩子，陪伴质量不高，时间越长，矛盾冲突越多，特别是你的孩子正处于青春期这一独立和依赖、理想和现实等充满冲突的特殊时期，更是如此！

那怎么利用这段难得的共同生活时光来改善亲子关系呢？那就是懂孩子，全身心地投入与孩子的共处中，与孩子共情，让他感受到你对他无条件的接纳和爱。比如，和孩子交流时，不要凭我们自己的经验去说教，而是更多地去肯定、赞赏；还可以和孩子有更多的机会同在一起，同在一起的意思是共同参与一件事（如下棋等）时，你的注意力不是在事情上，而是在孩子的情感上；再有孩子假期延长了，我们不要一味强调他要学习，可以和他一起分担家务、照顾老人，及时给予肯定和赞赏；还可以让孩子成为你的老师，去耐心接受他的世界。

这样，在我们居家隔离的这段时间里，我们就在为亲子关系加分，同时，这种良好的亲子关系又可以让你和孩子有良好的情绪和坚定的信心去度过这段艰难的时光！

谢谢你的来电，相信通过你的努力，突如其来的这段特殊时期会让你们的亲子关系更亲密、更和谐！你以后如有其他需求可以再次来电！祝一切顺利！

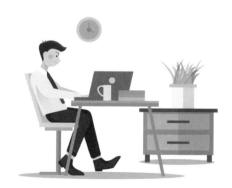

4

　　我今年 23 岁了，这次过年回家遇上新冠肺炎疫情，在家待了半个多月，前几天因为没有按照妈妈的要求洗衣服，被妈妈指责了。我有自己的判断标准，我觉得妈妈因为小事情向我发泄怒气，感到很委屈，向奶奶诉说，却被劝说要忍让，我感到自己不被理解，很郁闷。改变父母是困难的，因此自己想要知道如何去应对父母无理的指责，怎样选择正确发泄自己情绪的方式。

6

　　你好，感谢在平台提问。你想按照你的想法来，而妈妈想让你按她的想法来，妈妈作为长辈，在话语上对你可能有压制，让你感觉到不被理解、不被尊重，很委屈。对于这类矛盾，应对方式就是温和坚定地与妈妈建立边界。妈妈的想法是她的期待，留给妈妈负责，就算她生气、她指责，你只需温和地表达你的需求，坚定地执行即可。比如洗衣服，你只需告诉妈妈，你洗衣服会按照你的判断标准来做，请她理解并尊重你的个人意愿。而妈妈清洗的话，她可以按照她的判断标准来做，你会理解并尊重她的个人意愿。你只为自己的情绪负责，而父母无理的指责，是父母的情绪管控没有做好，那是父母需要成长的人生课题，你要区分清楚什么是你的，什么不是你的，那你就不会因此倍受困扰了。你若有问题也欢迎你继续提问！祝一切顺利。

5

Q

　　您好，我是从武汉回来的大学生，因为我是从武汉回来的，村里的一些妇女总是对我指指点点，要求我去集中隔离，但是我是从1月6号就回来了，到现在半个多月的居家隔离也没有出现症状，经过检测也不是病毒的携带者，但是村里那些人还是对我议论不断，经常打电话给我叫我去隔离，说不要害了整个村子的人。手机总是响个不停，现在我听到电话响就感到害怕，怕他们又说一些让我觉得很伤人的话，我感到很沮丧，也很害怕。

7

A

　　你好，遇到你这样的情况，确实挺令人沮丧的。只要你身体健康，确认不携带病毒就可以了。乡邻也是出于对疫情的恐惧，不了解情况，才会一个个地打电话提醒你。你觉得这些电话影响你了，可以暂时让你的家人接，说明情况。在家多和家人聊聊天，或者组织一些家庭活动，也可以看看书，做些自己感兴趣的事情，少玩手机，因为多玩手机会让你陷入孤单落寞的状态，会让你进入一个孤立无援的状态，这会放大你害怕、焦虑、紧张的情绪。还可以通过深呼吸、练瑜伽、冥想等方式缓解情绪。最后，相信你一定会渡过这个困境的，我们的国家也会渡过这个难关的！若后续还有问题，欢迎你继续提问！

6

Q

我刚刚跟妈妈吵架了！就因为我做错了几道数学题，我妈说我没有上进心，不认真读书。我好生气，心里很难受，想离家出走，但是外面疫情这么严重，我又不敢出门。您说我还能和妈妈相处好吗？

A

你好，妈妈这样说的时候你一定很生气吧，否则也不会吵起来，甚至还想离家出走，因为几道数学题做错了就认为你不认真读书、没有上进心，确实让我们也觉得你很委屈，你一直在做作业她没有看到，妈妈这样的表达方式真的会让人有些难以接受。但选择吵架和离家出走也不是一个好的解决方案。下一次再遇到相似的情况时可以如实地告诉妈妈，作业写错是很正常的，因为我每天都在学习新的知识，这几道题超出了我的能力范围，我也正在努力想办法解决，你这样说会让我觉得很难过。你可以如实地向妈妈表达自己的感受，妈妈之所以这么说，是因为她对你未来的焦虑和担心，没有用正确方式表达出来。我们可以向妈妈说出内心的真实感受，并如实地交流你的学习情况，因为未知也会让她焦虑。同时，还可以看一看妈妈能为你的学习做什么辅助工作，让妈妈以正确的方式参与进来，比如查资料等等，这样妈妈了解了你的学习状况，自然也就不用担心了。祝学习愉快！

7

Q

　　你好，现在新冠肺炎疫情这么严重，我爸妈和其他长辈还聚众打麻将。我就举报了爸妈，社区那边有人来批评劝说，爸妈在外人面前答应得好好的，但回家后就说我，为什么他们就不理解我的用心呢？我好难过。

A

　　你好，首先非常感谢你为疫情防控做出的贡献，你不但能做好自己，还在努力劝说父母按照政府的统一指引、要求去做，并在他们聚众打麻将时及时进行举报，做出这个行为对你来说肯定是非常不容易的，证明你是一位有社会责任意识和科学精神的年轻人。同时我也能理解父母对你的"愤怒"，他们之所以在这个非常时期还聚众打麻将，可能是没有意识到问题的严重性，也可能抱着侥幸心理或者实在是太无聊了。随着我们不断地宣讲和疫情的发展，慢慢地他们应该也能意识到保护好自己，也就是保护好家人和他人，慢慢也能理解你这个举动的正确性。所以请你先接纳他们的情绪，避免进一步促发家庭矛盾，愿疫情早早过去，你与你的家人平安、健康！

9

(24) **8**

Q

我今年 23 岁了，最近放假回家，总觉得爸爸说话让我很不舒服。爸爸比较专制，希望我们都听从他，并且经常用话语来打压我，我也不太会表达，因此不敢拒绝爸爸，总是压抑自己的情绪。我感受不到父母的温暖和理解，导致现在我觉得内心怨气很大，总是喜欢发脾气。

A

你好，感谢在平台提问。家是理和情并存的地方，光讲理是不够的。爸爸妈妈生养了我们，供养我们读书并提供生活费用，这是无法改变的事实，我们要怀有感恩之心。爸爸这样做，确实让你很难受。但是按照他的年龄，这些很难改变了。我们要学会接纳不能改变的，再尝试改变能改变的。而且，现在你已经参加工作，大部分时间是独立生活，跟他们在一起的时间会非常短。既然非常短，不妨放轻松，爸爸的话就先听着，不必急着反驳，择其善者而从之即可。因为，等假期结束，你回到自己生活的地方，仍旧可以按照自己的想法自由生活。

你现在 23 岁了，建议将眼光和精力投到原生家庭以外的生活中，因为这些才是你未来努力的方向。人的精力毕竟有限，与其放在不能改变的部分，不如放到可以改变的未来上。

另外，可以看出你目前有很多负面情绪，建议通过运动和音乐，健康缓解自己的负面情绪，让自己成为更有弹性的人。至于如何缓解，如果需要，欢迎后续继续咨询，祝福你。祝一切顺利。

9

Q

　　您好老师，我是一个高二学生，上的是住宿制学校，由于现在新冠肺炎疫情推迟开学，我每天在家面对家人，不是爸爸妈妈，就是爷爷奶奶，他们总喜欢管着我，天天唠叨，不是让我吃这个吃那个，就是催促让我刷题，我很反感，其实我有我自己的想法和计划，再这样下去我真的不知道该如何和他们相处。

A

　　同学你好，谢谢你对老师和平台的信任。你的心情我很理解，其实你已经长大，自己也有自己的想法，但是每天面对家人的叮咛一时无法理解，也不知道如何相处与沟通。现在特殊时期，有了更多与家人相处的

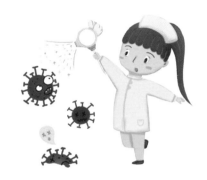

11

时间，一些隐藏的问题可能比较容易显现出来。老师希望你进行一些自我调整：第一，学会正确面对家人的关心。你平时在住校，家人一直不能和你在一起，所以当有机会在一起的时候，爸爸妈妈以及爷爷奶奶希望把他们所有的爱给予你，可能他们密集型表达爱的方式让你有些透不过气，但是老师希望你正确看待。第二，尝试让家人看到你的成长。在家人眼里你就是他们的宝贝，但是你已经长大了，有了自己的所思所想，也越来越独立，然而爸爸妈妈有时候还把你当孩子，这让你有些

不爽。你应该展现你的成长成熟，比如，当爸爸妈妈催促你读书的时候，你完全可以把自己完美的学习计划亮出来。当他们在为了一些问题烦恼的时候，你完全可以参与其中，为爸爸妈妈分担解忧。第三，促膝谈心让家人卸下包袱。你已经高二了，离高考还有不到两年，爸爸妈妈的望子成龙的心情你应该懂的。所以有时候我们可以尝试与家人敞开心扉，深谈一番。一方面说说自己的设想与计划，另一方面让家人也说说他们的担忧，说不定他们也有非常好的建设性意见。此外，也要珍惜与家人相处的岁月，要知道此时此刻有多少医生护士与家人分离，他们为了国家无私奉献，他们的内心是有多渴望与家人孩子在一起，但是他们知道哪里最需要他们。老师相信你会用你的行动来证明自己的实力！

10

Q

您好，最近跟家里长辈闹不开心，原因是近期疫情期间家里的长辈不愿戴口罩，还经常出门溜达。为此我和奶奶吵了一架，现在奶奶情绪很激动，我自己心里也很是烦恼。请问怎么办？

A

你好，感谢在平台提问。首先要肯定你对疫情防控的重视和对家人的关心。疫情当前，严格、规范地采取防护措施是应该的，也应该响应政府和专家的建议尽量不出门。

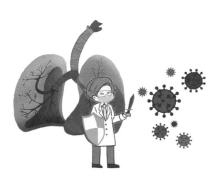

13

虽然大家对疫情很重视，但是仍旧会存在一些年纪大的人不听劝的情况，一方面是年纪大的人的生活作息养成了习惯，每天要出门走走；另一方面是年纪大的人平时上网相对少，对疫情方面的信息了解没有年轻人多。所以在认知上会产生差异。作为小辈首先要理解他们的心理，认识到你们之间存在认知差异，建议我们年轻人不要仅仅是单纯的劝阻，同时可以给他们看一些官方权威的新闻、科普知识文章等，让他们认识到病毒的传播方式和疫情防控的必要性。其次，要注意说话的态度，疫情确实令人害怕，但是要避免责怪或教训的语气，让长辈感受到你关心的同时也感受到了尊重。老人有的时候也需要哄的，你哄哄你奶奶吧，告诉她等疫情结束了你陪她一起出去逛逛。

11

　　我是一名初二男生，因为这次疫情来得突然，寒假里家里帮我安排的补课全部停掉了，妈妈觉得我的作业太少了，根本不够，所以不知道从哪里帮我找了很多很多课外的作业，还天天陪着我、监督我，因为不能出去，我现在一点自由的时间也没有，比平时还要累，我真的有点受不了了。

　　你好，感谢对平台的信任。你的心情我非常能理解。张弛有度，方是文武之道。初二的你和你的妈妈，一定都明白学习的重要。只是看起来妈妈比你更着急、更担心哦！试试把你的难处告诉妈妈，心平气和地跟妈妈说说你的想法。首先，告诉妈妈你也知道学习的重要，你觉得自己什么地方需要加强，哪些科目需要重点关注，跟妈妈交流一下，看看能不能合理安排作业量；其次，让妈妈了解你的疲劳和辛苦，劳逸结合，张弛有度才能更高效；最后，疫情之下，健康第一。保持良好的作息和生活习惯，适当运动，心情舒畅，心态乐观，是度过这段困难时期的关键。初二的你，正走向成熟。心平气和，有理有节地沟通，是成熟的重要标志。相信你，一定能运用自己的智慧和能力，处理好这次的状况！为你加油！

(24) 12

Q

老师您好，我因为疫情的影响不能出门，我妈妈天天找碴儿，我刚去倒个垃圾没有关门，她说我把病毒放进来了，然后一直拿酒精消毒，本来关在家里就烦，现在更加烦，又出不去，怎么办啊？

A

你好，感谢你在平台的提问。我们大家都在经历着当下的特殊时期，我很理解你的感受。重大的灾难会带给我们一些负面的情绪，如恐惧、紧张、愤怒、焦虑、烦躁等。行为上也会出现一些缺乏理性判断的举动。这些都是一个正常人在遇到重大事情后的正常反应。

你在提问中说的，自己感到很烦躁，这也是情绪反应的一种，也可以以此尝试去理解妈妈的行为。心理上要尝试接纳现在这个有点烦躁的自己，告诉自己这是一个正常的反应。你可以通过倾诉、画画，或者写日记等方式把你的情绪表达出来，这样会让你舒服一些。当然，不要忘记，你的家人和朋友可能现在也和你有着同样的感受，可以试着和他们聊聊，彼此获得情感上的支持。在长假生活中，注意规律作息，正常饮食，这对情绪的管理也很重要。

祝你和你的家人都顺利地度过这个时期。若有问题欢迎继续提问。

15

13

老师，您好。因为疫情的原因，我和家里人一直待在家，我原本就不太会和父母沟通，他们总是对我说"不要一天到晚就打游戏"，真的很难沟通。现在每天待在一起，我想跟父母多聊聊，可是我也不知道该怎么开口。

现在居家防疫，全家有了不得不更多交流的机会，那么就从身边的防疫细节开始聊起。比如减少不必要的外出，保持室内空气流通，等等。碍于长辈的面子，父母往往不能轻易接受晚辈们的建议。当你指出某些过去的日常习惯在防疫期间不合时宜时，也许会引起父母的反感和抵触，难免有些言语冲突。此时此刻，我看到一个心怀父母、感恩父母的男孩，在抗疫这个特殊时期，有点不知所措，聊不来，那就用行动去潜移默化影响他们。你可以帮助父母擦拭屋内家具、洗衣物，每天开窗通风 30 分钟，每天用 84 消毒液对家具和门把手进行消毒，提醒外出的父母戴口罩，买菜可以使用手机上的外卖软件进行网上下单，减少外出次数。还可以在电脑上看电影，或者，拉着父母坐下来一起闲聊。你是最了解父母的那个人，能找到更多走近父母的方法，先从自身着手。感谢致电 12355。

㉔ **14**

Q

　　我妈老说我在家看电脑时间长，但是我只是看电影又不打游戏。同学在家都是这样的，别人家长不说他们，为什么我的家长就说我呀。她老对我嚷嚷，说给我惯出毛病了，在家待着本来就没事呀，我每天收拾屋子还学做饭的，我做错什么了？我做什么事都怕她了，成天脑子里都是她跟我嚷嚷的场景。用完的东西就得物归原处，不然又得说我，我知道我也有一点问题，但是还是不理解。每天在家都很憋屈也出不了门，我都上大一了，我妈还这么管我呢，按理说她更年期已经过了。

17

A

　　你好，谢谢你的问题。看得出来，我们想要解决的问题是如何与亲人相处。首先我们要考虑到现在的特殊情境，有可能帮我们凸显出平时隐藏的问题。仔细想想，相信这个问题带给你的困惑也不

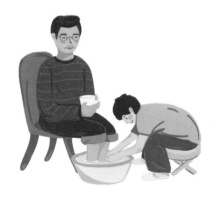

是一天两天了。只是因为疫情，家人需要长期相处，才让问题爆发出来。作为一个成年人，我们确实需要更多的个人空间，但父母，特别是一些对孩子成长控制较强的父母来说，很可能还无法发展性地看待你已经成年的事实，仍在以对待未成年人的方式来管理你。不过我们也很难去改变别人，特别是上了岁

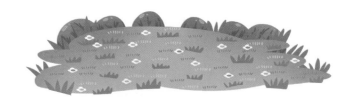

数的父母。关键还是要从自身出发，更积极主动地去调整彼此的关系模式，逐渐建立起良性的互动和健康的边界。确认自己作为成年人的身份，承担因此带来的责任，尝试成年人之间的平等沟通。另外，有时候父母也确实并非有意，只是习惯性的行为，甚至根本控制不了地想要随时监控你在做什么。特别时期，妈妈也有一定的情绪却无处宣泄等等。总之这里面传递的是她想要和你交流却方法欠妥的信息，我们应该体谅她的内心状态，做更多积极交流，这样才不失为缓解矛盾的办法。祝好！

15

Q

　　我想听听您的声音。或许一个人独居久了，家里找不到能够温暖我心灵的地方，让我忍不住想去逃避，现在只想一个人静静待着。我一再否定自己，觉得长大一点也不好，想回到学生时代。

A

　　你好！很想抱抱你，希望你能感受到温暖。我以前的学生里也有和你类似的境遇，她现在已经毕业工作，前段时间还说了和你类似的问题，主要原因也是家庭。我给她的建议是，原生家庭对我们的影响很大，也很难摆脱，很多时候我们也无力改变。但庆幸的是，我们现在长大了，独立了，能养活自己了，更重要的是，有改变自己的能力了。所以你们真的已经很棒了！　是的，原生家庭影响我们待人接物的方方面面，甚至影响我们的情绪发展。但这些同样也是可以改变的，有一句格言："那些没有击败我的事让我变得更强大。"其实你到现在依然能坚持着，还能主动寻求帮助，描述得又如此清楚，就说明你没有被打垮，再坚持往前走，你会越来越强大。总之，不要退缩，世界很大，有很多美好等着你去发现，也有很多可爱的人等着你去结交，还有很多人等着你去帮助。勇敢地敞开心扉，把眼光投向外面的世界，你会有不一样的感受的！

19

24 **16**

Q

　　你好，我是一个准中考生。可能是荒废了两年，最后这一年特别慌，我有的时候真的感觉坚持不下去了。因为学业上的问题，和父母关系也变得很紧张。最近这些天我一直在想我是不是根本不适合学习，提不起兴趣，也没有动力，太迷茫了。

A

　　你好，欢迎登录青少年 12355 平台。感受到你的心慌和迷茫，是继续坚持学业，还是做些别的，确实是个很重大的人生决定。你说因为学业的问题与父母的关系变得紧张，父母应该是非常想让你坚持学业的吧，感受到父母对你的担心。与父母关系的紧张、前面两年的荒废都让你觉得很困难，像两座困难的大山，你站在大山前不知道怎么才能翻过去，可能会让人产生很绝望的感觉，好像目前还没找到解决困难的办法。非常理解你处在困境中的绝望和迷茫。父母肯定还是真心为你好的，希望你能完成学业，希望你未来能有更多的选择。九年义务教育也是国家基础教育的基本线。如果你真心想继续学习，可以尝试跟父母表达想法，向父母寻求帮助，重新恢复亲子之间的沟通，也许会有不同的感受。另外，学习方面，可以先从小的目标做起，重新找回学习中的自信、积极的成就感和控制感，给自己一些时间，世上无难事，只怕有心人，祝好！

(24) 17

Q

　　我因为新冠肺炎疫情，在家里待了多日，我爸天天说我玩游戏，我一拿手机一碰电脑他就说玩游戏，天天吵架我都烦死了。他还老是又摔盘子又摔碗的，还说我是废物，我真是受够了，想死的心都有了。

A

　　你好！听起来确实挺难受的，感觉自己受到了控制，所以要拼命反抗，可能此刻爸爸也很痛苦，觉得你不受他的控制，于是他就越想拼命控制，甚至还有语言暴力和情绪失控，这就变成了你们两个不断拉扯的死循环。首先，我觉得你是有能力解决这个问题的，只是你现在身在其中，陷入了情绪的旋涡，好像不愿意去想办法解决这个问题，想象遇到这个困难的是你的朋友，希望得到你的建议，说不定你可能还会想出很多的办法，所以首先要让自己的情绪平静下来再想对策；其次，尽量有效沟通，回忆一下你怎样说话的时候你爸爸会比较容易听进去，总结一下经验，找找你们有效的沟通方式，和爸爸达成约定，你什么时候需要手机和电脑学习，什么时候需要放松，他了解你的状态就不会有失控的表现；最后，因为每个人的成长环境和性格不同，两个人最后也可能达不到完全一致的状态，希望你接纳这个状态，不要试图完全摆脱父母，越想摆脱控制越摆脱不掉，毕竟这是一个短暂的时期，假期过去了，情况就会好很多。祝好！

21

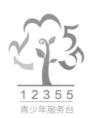

12355

青少年服务台

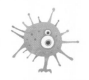

02

心理困惑篇

这里有返乡学生，有疫区滞留者、疑似患者、被隔离者，还有临床医生、志愿者。面对疫情，有焦虑、恐惧、忧虑，也有期待、祝福和负重前行。

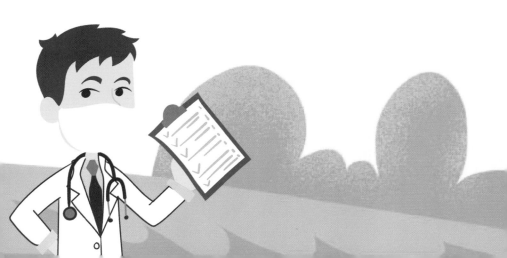

1

Q

　　我的爸爸为了响应国家的号召，取消了回家过年的计划，留在了武汉，而我也同样被隔离在武汉周边城市。最近一直关注疫情消息，每天都难过、沮丧、想哭，看到确诊人数越来越多，一方面感到自己的无力渺小，另一方面为自己和家人还有一线医护人员担心。每天我都十分难过、焦虑，无法专心学习或者转移注意力，对任何事情都提不起兴趣，吃饭也没有胃口，晚上在被窝里也会偷偷哭。

24

A

　　你好！首先感谢你的爸爸响应国家号召，留在武汉，正是靠着大家的万众一心，才能控制疫情蔓延。你现在和除了爸爸以外的家人在一起吗？是否能和身在武汉的爸爸通过

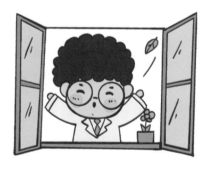

网络或电话联系上？你说你现在很沮丧、感到自己渺小无力、担心自己和医务人员，每天都十分焦虑，对事情丧失兴趣、没胃口、哭泣，别慌，这些都是一个人面临重大事件时正常的心理和生理反应。面对如此规模的、有一定危险性的公共事件，并且给自己的生活造成很大的影响，我们出现上述情绪和生理上的反应是非常正常的。我注意到你说你无法专心学习，或者转移注意力，虽然还没有做到，但是，我看到你知道该往什么

方向努力，你的理性部分还在工作，还在支持着你。只是由于你们身在疫区，并且与留在疫情最严重的武汉的父亲分离，担心着父亲，好像焦虑被成倍放大了。有很多的困难，这是现实的部分。同时我们也要看到正面积极的部分，政府现在举全国之力驰

援武汉和周边地区，专门收治新冠肺炎重症患者的医院拔地而起。医疗资源也在逐步充足起来，一切都向着良好稳定的方向运行，虽然确诊数字在不断增加，不过医务人员也在与病毒的鏖战中快速地了解它，并更好地应对。形势正不断变得更加可控。支持你继续在家中自我隔离保护，可以尝试一下多与爸爸及其他亲朋好友通过网络聊聊天，倾诉自己的焦虑、恐惧。交流可以帮助我们宣泄情绪，相互支持。你也可以继续在平台上给我们留言，或者拨打青少年 12355 热线，有心理咨询师可以倾听并帮助你，祝你和你的家人身体健康，祝我们早日战胜疫情，迎来春天！

25

2

Q

你好！我们这里确诊了一例新冠肺炎患者，后来了解到他
在某一天去过我们当地的一家大型超市，而刚好那一天我也有
去过那家超市，虽然当时我戴了口罩并且一直避开人群密集的
区域，而且现在距离我去超市的时间已经过去 10 天了，我和家
人并没有出现任何症状，但是感觉我的心态崩了，每天都睡很
久，起来整个人晕乎乎的，精神状态不好。我担心被感染，动
不动就让家人帮我看是否发热，甚至脸上长了颗痘痘都会担心
出了问题，每天看到疫情报道就会很紧张。

A

你好！近距离感受到可能的威胁，每个人都会产生恐慌
与紧张情绪。你做得已经很好，进行了防护，且远离人多的地
方。人在面对自己不能掌控的事件与不确定性的结果时，都会
产生一些焦虑情绪，随着事件的发展与自身能力之间的失衡，
也许会改善，也可能加大，我们称之为压力。压力会使人的身
体有一些不适感，心理上叫作躯体反应。我们现在能做到的就
是不信谣言，做好防护，遵守规定，不去添乱，放松心情，注
意休息。在有限的空间，做一些以前没有时间做的事情，如读
书、听音乐、做手工艺品……转移注意力，尝试淡化这种心理
体验，也不要给家人增添烦恼。总之，坚定信心，我们一定能
战胜疫情，风雨过后一定是彩虹。

3

Q

老师您好，最近疫情严重，我们邻村也有人发病了，家里人十分着急，他们经常情绪失控，有时还会大吵大闹，我该怎么办？

A

你好！首先，家里人对于疫情的恐慌可以理解，尤其是邻村有人确诊的情况下，因为有很多未知感和不确定感，会令人焦虑和担心，有时候会情绪失控，所以要接纳他们的这些反应。其次，建议你让你的家人适当控制信息获取，以官方发布为

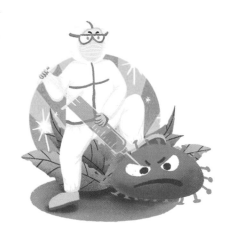

准，因为现在网络信息真假难辨，还有一些谣言，所以你可以让他们少看一些相关信息，主动屏蔽掉那些负面信息。多给他们一些积极的消息和有效的防护知识，告诉他们只要少出门，不和病人密切接触，一般情况下是不会感染的。再有，尝试通过一些活动把家人的注意力转移或集中到可以让自己放松的事情上，比如一起看电影、玩一些家庭游戏等。祝好！

4

　　我这几天每天都关注新冠肺炎疫情的变化，心里很不舒服，我老公在北京开出租车时接触很多乘客，他和我说话的时候，我就觉得浑身不舒服，头晕、心慌气短，吃饭都没食欲了。我是 3 个孩子的母亲，我可担心了，心情一直不好，胃不舒服，感觉嗓子也不舒服，晚上也不敢睡觉，心里可难受了，不知道是心理作用还是怎么回事，害怕孩子感冒，害怕孩子咳嗽，但是老公什么事情也没有！他说我老是神经兮兮的，请告诉我该怎么办。

Ⓐ

　　你好！特别理解你的感受，当前疫情让我们不知所措，很容易造成人的恐惧。人类对不可控制和不确定的东西有天然本能的恐惧，恐惧有积极的意义，提示我们有危险，赶紧采取行动，所以我们响应国家号召，少出门，隔离传染源，为战胜病毒做出自己的贡献。你是 3 个孩子的母亲，担心孩子是很正常的，建议你减少对疫情信息的关注，因为信息过载对人有伤害，尤其是那些负面信息，会使我们陷在紧张的情绪里出不来。同时，你的紧张焦虑也会影响到孩子，对孩子心理产生不良影响，建议你利用难得的假期，和孩子们一起开展一些有意思的家庭活动。祝好！

5

Q

您好，我最近在家里特别焦虑，劝说父母戴口罩，他们不听，还每天都要出去，说我大惊小怪。他们不看新闻、不上微博，对外面的情况不了解，我很害怕他们感染上病毒。看到微博上武汉的情况报道，我很害怕，我都不知道如何处理。

A

你好！在目前这样的情况下，你说的情况是存在的，的确有很多年纪大的人不重视这个问题，不听劝阻，经常外出。父母不戴口罩的问题，你可以读新闻给他们听，强调戴口罩的重要性，同时，父母们虽然不听孩子的话，但是他们很信任国家有能力处理，这就说明他们是爱国的，你也可以从这个角度去引导他们，戴口罩，防止人群交叉感染，就是对国家做的最有益的事情，每个人都能主动替国家减轻负担，国家才有精力去集中防控疫情。此外，如果目前你已经出现睡眠的问题，建议你减少刷手机的时间，屏蔽负面信息。这次疫情发生得比较突然，在大众心理接受上有一个过程，当下我们能做到的就是尽可能地放松自己，这也是提高免疫力的有效做法，注意好个人卫生，避免去人多的场合，减少传染的可能性。网上有一些放松训练的方法，你可以尝试练习，放松自己。祝你一切顺利！

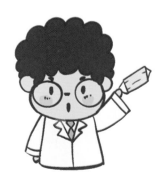

29

6

Q

您好，我住在农村，今年 10 岁，女，读小学五年级，最近这段时间以来不管是微信里、电视上还是大人口中都是关于新冠肺炎疫情的消息，过年前我们村又回来了一个在外地打工的小伙子，虽然目前我们村没有人被确诊为新冠肺炎，但我从小身子弱，经常得病，所以特别担心自己会被传染，担心父母也会被传染，这几天，连村口都有人在检查，怀疑是不是我们这里也被感染上了，更让我害怕了。

A

你好，感谢你的真诚。你能主动发信息与我联系咨询，说明你是个积极、上进的小女孩。很理解你现在的感受，疫情之下很多人都会出现和你类似的想法。针对你的担心和实际情况，我给你几条建议：

- 问问爸爸妈妈现在家人有没有咳嗽、发热、乏力等症状，如果有就尽快到就近医院检查确诊，相信医生。

- 这一次传染病是由新型冠状病毒引起的，你没有接触过携带这种病毒的人就不会被传染，当然为了更好地预防，我们要做到少出门、勤洗手、出门戴口罩，树立科学的防范意识，病毒就远离我们了。

- 如果你和家人完全没有接触过从疫区回来的人，且无症状，只是单纯的担心害怕，可以和家人聊聊自己的担忧；同时做一些自己喜欢且力所能及的事情：假期作业、手工、家务活、书法、画画等，这样可以转移注意力，如果长时间沉浸在负面信息中是会让人心理上产生不适的。

- 合理膳食、运动，保证充分的睡眠时间。虽然是在假期里，我们也要尽量做到按时按量饮食，每天不少于 1 小时的运动，如跳绳、仰卧起坐、拍球等，每天要保证 8~10 小时的睡眠时间，这些都有利于提高我们自身的免疫力。
- 可以做做深呼吸练习，或者看看喜欢的童话故事、听听美妙的轻音乐，放松自己，有助于我们稳定情绪，调整心态。
- 村口有人检查是保护村子里的人，目前为了更有效地防止病毒扩散，全国大部分地方都进行了 24 小时值班检查，这些都是为了保护大家，我们要相信国家、相信家人、相信自己，等疫情基本稳定，一切都会好起来的。

31

你是一个懂得保护自己、爱惜身体、有社会责任感的人，相信你一定可以克服目前的困境。若有问题也欢迎你继续咨询！祝你和家人一切顺利！

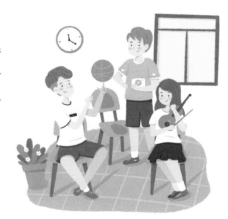

7

Q

您好，作为一名为被隔离人员服务的青年志愿者，我每天都能听到、看到疫情的情况，自己在服务过程中，未免产生一些恐慌和惧怕的心理，但是又不能让他们感觉到我的这种情绪，因此想向老师请教一下，我应当怎样克服自己的恐慌和焦虑？

A

你好，感谢你在 12355 平台上提问。针对这个问题，我给出以下几点建议：

- 通过官方渠道及时了解抗击新型冠状病毒肺炎疫情的发展状况，不信谣、不传谣。用积极的信息和知识发挥其正面影响。这样就能知道疫情管控如何，做到心中有底，不慌乱。
- 确保自己的作息规律，有足够的睡眠。这样才会保持充沛精力，使自己处于积极的状态。饮食合理，保证营养，身体免疫力也会强一些，身体好，精神上也不会那么紧张。
- 同家人、好友多聊聊，从他们那里得到安慰和心理支持，以减轻心中的焦虑和不安。
- 注意观察被服务者的情绪和行为，并尽可能地转移和消除他们心中的恐慌和焦虑。
- 可以做些运动，运动可以使人心情放松，比如跳绳、广播操、瑜伽等等，从而调节心理。

最后，向你们奋战在一线的无名英雄们致敬！若有问题也欢迎你继续提问！祝一切顺利！

（24）**8**

Q

　　我是医院的临床医生，最近工作压力太大，我从 1 月 19 日到现在一直很紧张、很焦虑，不知道怎么办。

A

　　我们要相信科学、相信政府，抗疫过程有痛苦、有付出，但危机一定会过去！当前科学界对新型冠状病毒特性的认知尚处在一个过程中，长期陷入倒霉自责、孤独无助等负面情绪，无益于抵抗疾病，也无益于我们积极地面对疫情、做好防治工作。在压力状态下，很多负面情绪和心理负担大都源于对未来的担忧，这时你内在的心理力量未被充分调动，希望你可以找到合适的倾诉对象，尝试适合自己的宣泄途径，比如适当参加体育运动，或者将自己的心情和想法写出来、唱出来等，也可与亲朋沟通聊天，合理释放负面情绪，提升个人身心应对水平。同时，加强对自己的积极暗示：相信自己已做好防护，只要正确防护就没有问题。欢迎你有心理困惑随时来咨询，最后祝你工作顺利！

33

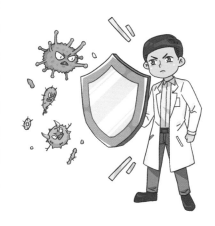

⒉⒋ **9**

Q

你好，我现在每天出门戴厚厚的三层口罩，在大街上躲着人走，生怕别人的飞沫沾到自己的身上；刚看了报道说毛衣容易吸附病毒，赶快换上了皮衣，不一会儿又看到说病毒容易在光滑的衣服上附着，又慌忙换上了羽绒服；刚听说有些人外出散步导致一家三口都被感染，又听说 2003 年"非典"疫情期间因为按电梯按钮一栋楼都被感染了，我回家第一件事就是脱掉鞋子，立马冲进卫生间开始洗手，一遍一遍地抹洗手液，一遍一遍地冲水，直到手冰凉才停止。感觉自己身心俱疲，就快要撑不下去了……我是不是得了强迫症？

A

你好！临床上的强迫症是明知行为不必要但是非要做以减轻自己焦虑的症状，而你的行为在目前的情况下有一定的必要性，在旁人看来也是合理的。只是在你"灾难化"的情绪的影响下，显得有些过分紧张了。保持良好的心理状态，是应对病毒最好的武器。其实要战胜的不是病毒，而是自己的"心魔"。建议你：

- 日常生活中，尽量不外出，减少到人员密集的公共场所；外出戴口罩，归来勤洗手；轻微症状在家隔离观察，可疑症状就近就医，不要因为紧张、焦虑而手忙脚乱忘了个人防护。
- 减少关注频率，有选择性地接收信息。面对铺天盖地的信息，有时真假难辨。每天固定的时间接收一些官方平台发布的权威消息，如各地卫健委、《人民日报》、新华社等官方平台。

- 寻找居家生活中一些有意义的事情去做，比如可以打扫卫生，和孩子做游戏或是看电影、听歌等休闲活动，也可以静下心来看书、学习等。

- 如果情绪极度的焦虑不安，可以做一些正念冥想。在一个安静的环境中，调整呼吸，感受你脑海中出现的想法、情绪等。感受它们的产生和消失，不批判、不排斥，接受它们的存在。当你不用刻意去在意情绪时，不良情绪也会悄然离去。

内 第一步

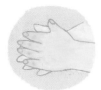

洗手掌
流水湿润双手，涂抹洗手液，
掌心相对，手指并拢相互揉搓；

外 第二步

洗背侧指缝
手心对手背沿指缝相互揉搓，
双手交换进行；

夹 第三步

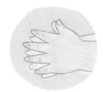

洗掌侧指缝
掌心相对，双手交叉沿指缝相互揉搓；

弓 第四步

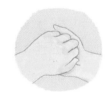

洗指背
弯曲各手指关节，半握拳把指背放在另
一手掌心旋转揉搓，双手交换进行；

大 第五步

洗拇指
一手握另一手大拇指旋转揉搓，
双手交换进行；

立 第六步

洗指尖
弯曲各手指关节，把指尖合拢在另
一手掌心旋转揉搓，双手交换进行；

腕 第七步

洗手腕、手臂
揉搓手腕、手臂，
双手交换进行。

◆ 请 注 意 ◆

1. 每步至少来回洗 5 次
2. 尽可能使用专业的洗手液
3. 洗手时应稍加用力
4. 使用流动的清水
5. 使用纸巾或已消毒的毛巾擦手

36

(24) **10**

Q

您好，我最近看什么都是病菌，出门都要戴一次性手套，我是不是有强迫症？

A

你好！听你刚才的描述，最近看什么都是病菌，我注意到，你用了"最近"这个词，那我是不是可以理解为你之前不是这样子呢？在这种非常时期，我们每个人都有一种担心，都害怕病菌、病毒会感染到自己，所以，我们做些个人防护是很正常的。如果在防护过程中有些行为过度，比方说，口罩摘不掉、出门必须戴手套、一直擦桌子这些，可以说是在疫情期间，我们为了防止被病毒感染、保护自己所呈现出的一些很正常的行为模式，充其量说是为了保护自己的一些强迫行为，并不能说是有强迫症，强迫行为和强迫症是不一样的。其实，我们每个人为了更好、更完美，或多或少都有一些强迫行为。只是，我们每个人的强迫行为是以不一样的形式所呈现出来的。

在这里，我有两点建议：

- 全面客观了解疫情，掌握做好防护工作的相关知识。
- 尝试着调整心态、放松心情，以一个更好的姿态来面对和处理疫情带来的问题和挑战，更积极地做好各种防护措施，为疫情的防控做更多、更有效的准备。

相信在全国人民的共同努力下，疫情会很快结束的。

37

24 **11**

Q

您好！我接到同事电话，说她前两天有点发烧，家人建议让她吃药、泡脚，盖住被子出出汗就好了。我建议她尽快进行专业咨询和治疗，她说就是简单的感冒发烧，已经好了。我听到这些信息后，很害怕、很焦虑，很担心自己也会发烧，所以心情很糟糕。我到底该怎么办？

A

你好！很理解你现在的感受，疫情之下很多人会出现和你类似的想法。不知道你和你的家人现在有没有咳嗽、发热、乏力等症状，如果有的话建议尽快到就近医院检查确诊；如果完全没有接触过病人，且无症状，只是单纯的担心害怕，可以采取以下措施：

心理学有一种理论叫"ABC 认知理论"，也叫合理情绪疗法。可以用来拆解自己的思维过程，重建自己对事情的认知和情绪变化。

事件"A"我们改变不了，重要的是"B"，信念、认知模式的改变。所以我们的重点是驳斥现在的"B"，目前的担心和焦虑来自不正确的"B"，这只是自己的担心和幻想罢了，不是客观事实。是因

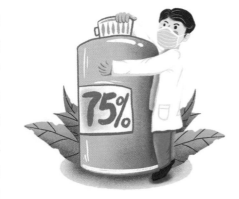

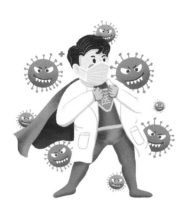

为自己想健康地活着，希望渡过此次难关，说明自己求生欲很强。那我们就想办法提高自己的免疫力和健康指数吧。首先，我们要让自己保证充足的睡眠和合理健康的饮食，既可应对"宅家"的无聊，也可提高免疫力。

其次，在家也要做些运动，来提高自己的免疫力和体能。再次，保持好的心情。心情好了，身体自然就好，抵抗病毒的能力就更强了。所以可以听听音乐、练练瑜伽、看看电影，总之做些让自己开心和静心的事情就好。最后，就是觉得自己如果目前还没有能力去面对来自四面八方的负面消息，可以少看少听负面信息和新闻。这时我们的正确的认知和观念"B"构建成功，也就产生了良好的行为和积极的情绪反应"C"。

静下心来，畅想一个美好的场景。待到春暖花开时，又是一派生机勃勃的景象了！

相信你可以克服目前的困境。若有问题，也欢迎你继续提问！祝安康！

12

Q

我是一名从武汉返回贵州老家过年的女大学生，返乡后主动要求隔离。但隔离之后，连电话或微信的问候关心都没有。也因为吃辣椒多吧，还有时好时坏的咽喉痛的症状，已网上问诊，无大碍，但还是担心自己感染新冠肺炎。沉浸在孤独、无助、负罪、恐慌的情绪中。

A

你在疾病认知上的科学态度和分析判断是正确的。通过网上问诊，很大程度上确定不是新冠肺炎；还能分析饮食的变化，如因为吃辣导致咽喉痛，得出合理解释。而且你在自己孤独困顿之际主动要求隔离，即使亲人不闻不问也不怨怼。在德智两个方面足以证明你是一个健康、勇敢、坚强、善良的好女孩，钦佩！

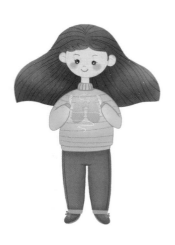

相信科学，请不要过分关注咽喉痛。即使他人对你存有偏见，也要做好自己，不因他人对自己有偏见而责怪他人。请闲暇时多看新冠肺炎的科普资讯和利好消息，增强自信。

最后感谢你主动拨打热线求助，祝你成为德智体全面发展的"三好学生"！

📞24 **13**

Ⓠ

　　我是宁波人，目前在武汉做生意，本打算大年二十九回宁波过年的，结果回不去了。现在在武汉，心里挺难受，压抑、失落，忍不住想发牢骚。

Ⓐ

　　感谢你对我们12355青少年服务台心理热线的信任。特别理解你目前压抑又失落的心情，在目前武汉的疫情之下，一个人在远离家乡的地方被隔离了这么多天，心里一定特别孤单和难受。你可以每天和家人保持视频和电话沟通，让家人放心。与此同时，也请相信情况会好起来的，一切都会好起来的。中科院有篇专业心理文章提到隔离时我们可以做的事，我想分享给你，应该可以支持你渡过眼前的难关。

41

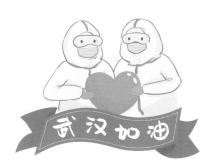

- 给每天的生活做计划，饮食和睡眠要规律。
- 认真做家务，和家人聊天。没和家人在一起的，可以通过视频电话和家人、朋友保持联系。
- 像做研究一样钻研一件事。譬如新冠肺炎的相关知识，或者自己专业的事。
- 有计划地看书、听音乐、写字、抄书、打游戏（适度）。

- 心情烦躁时，可以做一遍八段锦或自己喜欢的室内运动。
- 思考自己可以从这段经历中获得什么有价值的人生体验。
- 特别难受时，打心理热线或寻求在线心理咨询帮助。

　　最后，能及时寻求心理援助说明你是一位智慧与勇气并存的年轻人，特别值得赞赏。相信你一定可以克服目前的困境。若有问题也欢迎继续提问！

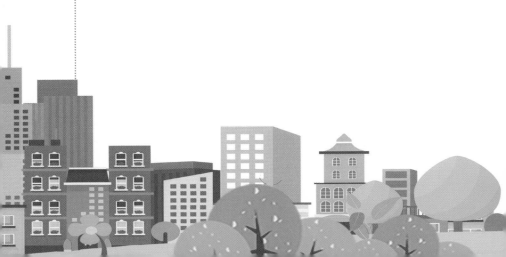

14

Q

您好，我今年 20 岁，是一名在校大学生，现在跟爷爷奶奶在武汉姑姑家过年，被隔离在家很多天了，心情非常低落，并且焦虑和抑郁，我已经受不了了，感觉要虚脱了，你们能不能帮帮我？

A

你好！感谢你对 12355 心理援助团队的信任。非常理解你焦虑又抑郁的心情，你跟爷爷奶奶一起被隔离在姑姑家这么久，这对你来说确实是一个很难熬的阶段。因为对一个人来说，当有危急情况发生时，在自己熟悉的地方会感到安全；另外，危急时刻在自己最重要的人身边也会感受到安稳。可是目前，你不仅不在父母身边，而且也不在自己熟悉的地方，时间久了本来就会不适应。再加上此次疫情引发了我们内心强烈的恐慌，这种时刻更需要被重要的人保护。但是另一方面，你作为一个成年人，理智上也能理解因疫情而有的各项防控措施。

43

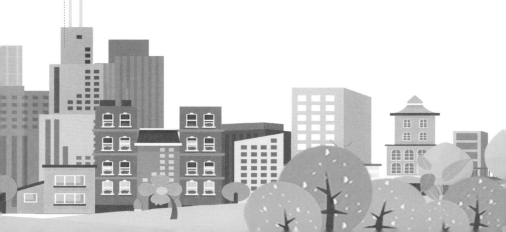

那么这种又恐慌又无法改变，但是又得要求自己去接受不想接受的现实，就会让我们陷入焦虑又抑郁的泥潭里。

那么在当前，建议你可以跟父母多些联系，表达自己内心的恐慌，并说出他们如果在身边你就会安心好多的愿望，你也可以跟你的好朋友多些联系，跟他们谈一谈你的恐慌，讲讲心里话。另外你也可以把你低落的心情、你的焦虑、你的无力感写下来，找到负面情绪宣泄的渠道是非常重要的。也许有一天你回头再看会有不一样的体会。相信你一定可以克服目前的困境，调整心情，稳定自己的状态来面对此时跟许多人一样的艰难时刻。

若有问题也欢迎你继续提问！祝一切顺利！

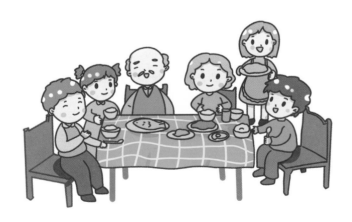

15

Q

　　你好，我们这栋楼里有确诊的新冠肺炎患者了，怎么还让他在家里住这么多天，会传染给我们吗？我好害怕，出去买菜不是让我们出去冒险吗？社区为什么不把菜送到每家的门口？

A

　　你好，感谢你对 12355 心理援助团队的信任。在知道距离自己这么近的地方有人确诊了新冠肺炎，每个人都会感觉到害怕，担心自己会被传染。可喜的是，从你的留言里可以看到你是一个防范意识很强的人，你觉得出去买菜是冒险，显然你这段时间并没有贸然出门，即使出去买菜，也一定做好了防护，你的留言里并没有提到你有任何身体的不良状况，说明目前你并没有身体的不适出现，这都说明你的隔离和防范工作做得很好，这都是你很棒的地方！

　　社区这段时间的任务很重，要排查所有的确诊患者、疑似患者、需要隔离的密切接触者，然后分类隔离，这也是为了能够更快更好地战胜病毒，保护大家的安全。

　　这段时间家人都不能出门，正好可以一起做些平时没有时间去做的事，比如一起刷刷喜欢的电视剧，讨论讨论剧情，一起听听音乐，甚至下厨施展厨艺，好好享受这段没有任何人可以打扰的家人紧密在一起的时光，这些都有利于情绪的平复。祝你和家人平安健康！相信我们一定能早日战胜这次疫情！

45

16

我的孩子一年级了，因为疫情影响导致开学延迟，所以最近学校在试用网络教学，老师要求每天打卡，在这个过程中孩子经常不配合，我就会忍不住发脾气吼叫，但事后就会感到很后悔。真不知道疫情何时能够结束，很多事操心又没办法解决，感到烦躁。

此次新冠肺炎疫情的突然暴发和政府采取的防控措施，给人们的生活、工作和学习带来了很大的改变，很多人会感到不适和失控，容易产生焦虑、怀疑、紧张的情绪，容易激动。这其实是人类应对外界刺激的一

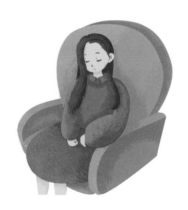

种能力，提醒我们此时关照好自己至关重要。作为孩子的父母，不仅要关照孩子的安全和起居，而且要管理和辅助孩子的学业。这些都难免让人感到压力倍增，对自己的情绪无法控制。

在情绪失控之后，你感到非常的懊悔，到这里来咨询，表明你已经意识到情绪失控的不利影响，这是一种非常积极的态度。建议当你感到有情绪来临时，采用"一停二看三通过"，先处理心情再处理事情。一停，能够允许自己暂停正在进行的

事情，也许还可以做一个练习让
自己稳定下来；二看，做一些静
心训练，去思考自己的期待和渴
望，也许能帮助你自己获得一些
看问题的新的角度；三通过，列
出一个可行的计划。

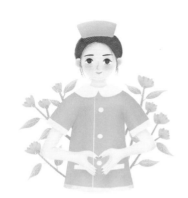

恰当地应对压力和不确定感
是每一个人成长过程中必须具备
的能力，对于孩子的学业而言，
这样的能力同样重要。作为孩子的教养者，我们应对压力和不
确定感的方式是孩子的榜样。我相信当你认真地投入练习，你
会有自己的一份体验和成长。有需要时，欢迎再次来电讨论，
12355 心理援助热线，会陪伴在你的左右！

47

17

　　您好！我昨天得知妈妈老家有个老爷爷感染了新冠肺炎去世了。大年三十那天，我妈妈还在医院碰到了那位老爷爷，还跟他说过话。我现在感到很害怕。本来趁放假报了喜欢的网课，每天上课很充实，现在已经没心思上了。虽然现在我们都没出现症状，但是看到网上那些一家人被感染的新闻，还是好担心。

48

　　你好，感谢你对 12355 心理援助团队的信任！无论是这一次的新冠肺炎疫情，还是其他重大紧急的情况下，我们会出现恐慌、焦虑等应激反应，都是合理正常的。一定程度的应激反应对我们具有保护作用。你当下的情绪也充分说明你对生命的珍爱。那么我们该如何珍爱自己的生命呢？

　　首先是照顾好自己的身体，注意合理饮食、睡眠充足。此外，呵护自己的心理、精神层面。你可以继续上喜欢的网课，同时还可以做些其他自己感兴趣的事情，比如听音乐，尤其是熟悉的旋律更有助于帮你放松；看书、看电影或看喜欢的娱乐节目；做手工、运动、学习美食制作，等等。利用这个假期充实和提升自己。另外，这次的应激反应除了诱因事件，还有不良信息的刺激，你可以有意识地屏蔽负面信息（可以每天固定一个时间看一下官媒的报道）。每晚睡觉前做做冥想或单纯的深呼吸来放松，促进睡眠。当然，必要的安全防护还是必不可少！祝你及家人安康！若有问题也欢迎你继续提问！祝一切顺利！

(24) **18**

Q

　　您好，我妈妈是护士，现在去医院值班了，我在家特别担心她会不会感染，很害怕。很理解她但是又免不了担心，我知道爸爸也很担心，所以我也不敢和他说。

A

　　你好，感谢你对 12355 心理援助团队的信任！从你的话语中我听出来你是一个特别懂事的孩子，想支持妈妈的工作让她没有后顾之忧，但是又难以避免地担心妈妈的健康，我想每一个在一线抗疫的工作人员家属都会有如你一样的矛盾心情，这是很正常的感受。在这么担心妈妈的情况下你还努力地让爸爸妈妈不担心自己，我感受到了你对爸爸妈妈深深的爱，我想也是这种爱让你妈妈奋战在前线保护大家的健康。

　　我想你可以尝试和爸爸一起讨论一下这些担心，列举一些措施可以更好地保护妈妈，在做好充分准备的前提下，相信妈妈的专业性，你们的信任也是给予妈妈保护自己的力量！同时，你可以尝试着列出一个想要做的事情的计划单，一样样地去完成，一方面转移自己的注意力，另一方面也充实自己的生活。

　　最后，老师要谢谢你的妈妈，向她致敬！也谢谢你和爸爸，我们一起对抗疫情，会很快好转的！

49

(24) **19**

Q

　　我这两天好像感冒了，咳嗽还流鼻涕，感觉心跳加快，我好怕自己是感染了新冠肺炎，我又不敢去医院。我是不是过于敏感了？

A

　　你好，在疫情迅速发展蔓延期间患了感冒，确实会让我们不自觉地联想到是不是感染了新冠肺炎，进而感到恐慌。我们有这样的担心、怀疑也是自然的反应。首先你要客观评估一下自己的身体症状。感冒、流感和新冠肺炎症状是有区别的。如果你近 14 天确实去过武汉或接触过疫区回来的人员、感染或疑似感染者，应注意及时向社区上报，做好居家隔离，定期监测体温等变化，如有发热的情况做好个人防护后尽快到医院发热门诊就诊。还有一种可能，因为焦虑、紧张等情绪会使我们将症状放大，不自觉地与病毒和疫情联系起来。心理又会影响身体的反应，导致我们出现心慌、胸闷等躯体症状。排除了感染的情况，这只是一种"病的感觉"，可以试着接纳这种情绪和心慌，因为这是很正常的，是我们面对危险时的本能反应，目的是让我们提高警惕保护好自己。我们就按国家的指导做到戴口罩、勤洗手、少出门，还可以通过与家人朋友交流感受、做些感兴趣的事情转移注意力来缓解。祝好！

(24) **20**

Q

您好！我这几天感觉自己都抑郁了，看新闻里每天都有新冠肺炎的新增病例，在家里还觉得哪儿都不干净，我不断地洗手、洗脸，还经常喷酒精。我那天就去药店买了一些药回来，一直好怕被传染了。这段时间我连东西都吃不下，自己煮的饭菜煮多了，不想浪费自己又把它吃完，搞得自己很痛苦，还觉得自己杞人忧天，睡不好也吃不好，看到人家吃得香睡得好，很羡慕，昨天还和老公吵架，太压抑了。这两天我感觉心慌慌的，有时候感觉心跳很快，没病都快要被吓出病来了。

51

A

你好，对于你的感受，我很能理解，走出心理咨询室，我也是一个平常的社会人。人们经历重大突发事件，出现焦虑、失眠、恐惧、抑郁等心理，甚至脑海中反复出现负面画面等情况，这些反应都是正常的。我们要学会无条件地接纳自己的不良情绪，正常人都会有焦虑、恐惧、绝望等情绪，特别是现在的非常时期。我们在家待久了也需要学会与自己好好相处，寻找自己喜欢做的事情，如听舒缓的音乐、哼哼小曲、做有氧运动、做有趣的手工、打电话和朋友亲人聊天、看看书、学做深呼吸等等，多转移自己的注意力，让自己活在当下。因网上关于疫情的谣言较多，我们可以在固定时段查看权威信息平台，比如《人民日报》、国家及各地卫生健康委员会官网、政府公开平台等媒体发布的消息，不给自己造成不必要的恐慌。

我们身体出现不适症状时要随时监测，家有体温计的可以定期监测体温变化，必要时需到发热门诊就诊。建议吃不下饭的时候，不要强迫自己去吃，顺其自然，想吃的时候再去吃；睡不着的时候，也不要强迫自己一定要睡着，可以先平复自己的心情，闭目养神，想想开心的事情，如实在睡不着就干脆起来做做自己想做的事情，我曾经睡不着，就爬起来打扫家里的卫生。

著名心理学家李子勋老师说过："对于任何心理困境，你都要说：这是我的，但我不是它。烦恼是我的，抑郁是我的，哀伤是我的……但我不是烦恼、抑郁、哀伤……我有比这些多得多的自我，在烦恼痛苦的同时我依然还有快乐、自信、幸福与骄傲。"我相信我们一定可以克服目前的困境，如有问题欢迎你继续来电咨询！

21

Q

您好，我是被隔离观察的新冠肺炎病例密切接触者（男，17岁），目前没有症状。我爸爸从武汉回来，确诊了新冠肺炎，目前已经在医院治疗，前几天他体温已经正常，但是后来听说又发烧了。我担心他是不是真的有好转。此外，我看网上说出现了无症状感染者，这些人不一定有症状，但是会传染给别人，我担心我是这样的人，或者我出去以后被这样的人传染。

A

你好，首先感谢你对12355平台的信任。你目前有两个担心：一是担心得病后治疗效果不好，有生命危险；二是担心病毒不容易发现，容易被传染。在你看来，病毒像是个隐形杀手。

根据目前的疫情来看，该病毒对老年人，尤其是有慢性基础病——糖尿病的人危害较大，对青壮年的影响较小。你父亲如果没有慢性病，治疗期间出现体温波动是正常的，你不用过多担心。此外，根据权威的说法，这个病毒的潜伏期通常是14天左右，只要你在两周内没有症状基本可以排除感染的可能。网上的说法有很多，可能掺杂有虚

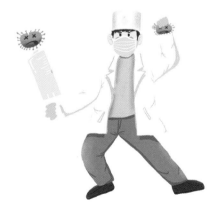

53

假信息，建议你从权威渠道，如央视、《人民日报》等去了解正确的准确的信息，切不可轻信来源不明的视频和截图。

Q （追问）：我已经隔离了一周了，目前还没有不适。您这么一说我放心了许多。

A 你的隔离期还有 7 天，在此期间切记不要着凉感冒，要保持正常的饮食和作息。如果你在此期间仍有困惑，随时可以拨打我们的热线寻求帮助。祝你健康。

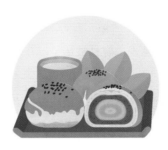

22

Q

我们现在都是自行隔离在家，体温正常，也没有其他症状，但是我这几天失眠、多醒，一般在夜里两三点会醒，四五点又醒，既担心自己周围出现被确诊的人员，也担心孩子学习受影响。

A

（经询问，咨询者无武汉地区居住、旅行史，未接触武汉地区相关人员，未离开本地等。基本可以评估为焦虑引发的失眠。）你现在是处于一种应激状态，因为新冠肺炎疫情的暴发造成的冲击，很多人处于应激状态，当我们处于一个压力性环境中的时候，就会在大脑中牵引出一系列的心理和生理反应，比如出现失眠、作息异常、记忆力下降、头晕胸闷等症状。但是似乎你比他们的强度稍微大了一些，你自己觉得是什么原因呢？

55

Q

（追问）：我也不知道是什么原因。

A

没关系，你慢慢想一下，然后我先听一听，记录下来。

Q

（追问）：嗯……我睡觉之前一般都在看微信朋友圈，然后看完大家发的各种各样的关于疫情的消息、说法，我就会觉得很难受、很焦虑，感觉很不安全，好像感觉呼吸的空气里面都充满了病毒，让我有一种喘不过气来的感觉。

A

你刚才说的这些，就是微信朋友圈里的这些不一定真实的信息让你恐慌是吗？

Q

（追问）：是的。

A

因为我们处在社会生活中，与组织和他人相连，即便是目睹一起负面事件，一般也会出现类似的创伤后应激反应，有些人甚至会出现更为复杂的心理反应。

这些都是正常的，我们需要正视这些反应。在这个状态下，我们可以采取的应对方法有：

一是情绪调节：

- 接纳情绪。
- 学会发泄，给情绪一个宣泄通道，比如说和亲人通过微信、电话等交流彼此的想法和情绪，相互倾诉、表达共情，以获得支持和鼓励，倾诉心中的担忧寻求安慰和帮助。
- 通过跳绳、原地高频快步跑、瑜伽等有氧运动提高身体免疫力，减轻应激反应，消除疲劳。
- 听一些轻松愉快的音乐，改变自己的心情。
- 实在太难受的时候痛哭一场。
- 写下每天令自己平静或快乐的事情，并贴在显眼的地方。

二是行为改变：

- 了解新冠肺炎相关知识，只有知己知彼，才能百战不殆。

- 理智接纳信息。不造谣、不信谣、不传谣，只接收正规官方发布的消息。
- 保持正常健康的作息规律。
- 不参加聚集活动，不串门访客，不聚餐，不扎堆娱乐。
- 充实生活，转移注意力。
- 加强个人防护。

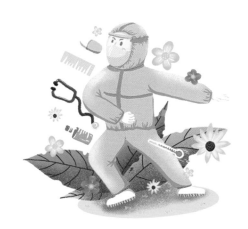

23

您好，我觉得自己好焦虑！天天看新闻，时时看新闻，新冠肺炎疫情天天发展，我好害怕自己和家人也会被传染，虽然家人都不出门了，但是我也好担心，总觉得家里卫生搞得不够到位。我也不想过度焦虑，我该怎么办呢？

你好！此次新冠肺炎疫情严峻，有些担心和焦虑是正常的。正因为有担心、焦虑，我们才更认真对待疫情，可以更好地抗击疫情。你也知道，家人都不出门，你的焦虑可能来自于你的过度关注。建议你多了解官方权威的新冠肺炎的传播途径及疫情发布，不要过度关注负面信息，多关注官方公布的好消息。同时，合理安排自己的时间，充实自己，就没有那么多无聊时间去想太多负面的事情了。哪怕想到了负面的可能性，你也可以再多想一点：我们可以怎么应对。可以练习深呼吸调整自己的情绪。选择一个舒适的坐姿，轻轻闭上眼睛，深深地吸气，吸足；缓缓地吐气，吐尽。把注意力放到气息上。可以多做几组，直到自己感觉平静。也可以写写日记，听一些舒缓放松的音乐，多做一些室内运动，转移一下注意力。和家人一起做到尽量少出门，出门必戴口罩，勤洗手，规律作息，增强身体抵抗力。还有什么需要帮助的欢迎继续提问！祝你一切顺利！

24

Q

您好，我是新冠肺炎的疑似患者，我得知之后，心里很是恐慌，老是因为这个睡不着，害怕自己会死，会失去家人。

A

你好！很理解你现在的感受。你现在只是疑似患者，不必恐慌。现在，有严格防控的住院环境、积极响应的医护专业人员、国家和社会对疫病治疗的物资支持，每天都有确诊的患者治愈出院，只要你按照医生的要求做好隔离、服药，相信你也可以健康地出院的。可以重复告知自己很安全，暗示自己所有的情况都会得到解决。保持放松，接纳自己的心理反应，允许这些反应出现。有时候良好的心情比药物作用更大。你能及时寻求心理援助，说明你很勇敢，相信你有勇气应对。相信你一定会克服目前的困境的，加油！若有问题也欢迎你继续提问！祝一切顺利！

25

Q

1 月 30 日的时候，我和朋友聚会，其中有一个朋友是武汉人。虽然他暂时没有出现新冠肺炎的症状，但我心里一直很不安，即使在家里也会下意识地去消毒、洗手。每晚躺在床上，只要一想到我和那个武汉的朋友接触过，心里就很后怕，很担心自己会被传染，担心得睡不着。

A

你好！能理解你的焦虑和担心，现在社会有种不好的倾向，将湖北武汉人贴上一个标签，好像他们每个人都是病原体。这种意识是不正确的。你在聚会时有一个武汉人并不代表他是刚从武汉来的，就算是刚从武汉来的也不能证明他是新型冠状病毒的携带者。随时注意自己的身体变化，但心情上要放松。你这种担心、害怕、过度洗手、睡不着，对你的健康和免疫力会有影响。从现在起，按政府的要求不聚会，非必要时不外出或少外出，在家里多运动，注意体温变化，转移注意力。身体如果出现持续发烧、咳嗽等症状时，应按政府和医院的防治要求去做。祝你健康！

📞24　26

Q

　　我的妈妈现在在武汉的医院支援抗击新冠肺炎疫情，我好担心她呀，担心她没有口罩，担心她会被传染。虽然每天都会和妈妈视频通话，但妈妈都是匆匆忙忙的，说几句就不说了，我好担心她。

A

　　你好！抱抱你！谢谢你与我们分享你和妈妈的故事。你的担心也是我们的担心，我们都希望每个医护工作者在救死扶伤、挽救生命的同时能保护好自己！目前，各级政府各个部门都在积极制订措施，加强防控，筹措医护物资。措施到位，相信我们的医院防控设备、设施不会出现问题。我们感恩有你妈妈这样的人在保护着我们的平安，她非常伟大！相信你在担心她的同时也为有这样一位勇敢的母亲而感到骄傲。武汉的医院这个时候就是最前沿的"战场"，留在里面的、支援的医护人员都是"战士"。要相信妈妈，她是专业人士，会想办法保护自己。除了病人，你可能是妈妈最大的牵挂，所以你也照顾好自己，这就是对妈妈最大的支持，她才能更好地投入到工作中。一起为你妈妈加油！一起期待她平安归来！感谢你们的付出与奉献。祝一切安好！

61

(24) **27**

Q

你好，我每天早上都会拿起手机，刷疫情信息刷得停不下来，压抑又焦虑，没有干劲，不想学习、工作，只想睡觉，还有疑病症的行为，每天多次测量体温，胡思乱想，分析新闻，感觉焦虑成瘾了……有什么办法能停下来？

A

你好！当灾难和危险发生，情况尚不明了时，人们希望获得可控感，而对危险信息更加敏感，现在刷疫情信息是我们与外界保持联系的一个重要渠道。但是，面对每天新增的感染人数等疫情信息，会让我们体验到恐惧、焦虑及无能为力，好像到处都是失控的感觉，好像以前的学习、工作都没有意义了，只想快点确保自己是健康的、安全的，来缓解此时的焦虑，这个不算是疑病症行为。恢复可控感和安全感，应对恐慌最有效的措施是科学、有力、有序的行动。你看，现在全国各地陆续有感染病患治愈出院的消息，现代医学对付新冠肺炎，还是有办法的。我们国家应对这次疫情，还得到了世界各国的广泛赞誉。我们要相信科学，相信此前的成功经验，我们的专家队伍是权威可信

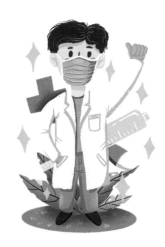

的。作为我们个人，根据专家和政府的建议采取必要措施，保护好自己，相信疫情一定会过去的。重点是，抵抗新型冠状病毒的感染，人的自身免疫力是最重要的，而长期的恐惧和焦虑会造成免疫和内分泌功能的损害，直接导致免疫力下降，引发疾病。所以，抗击新冠肺炎，我们要乐观，保持情绪稳定 。现在我们从改善心态做起，从积极的信息中获取心理能量，同时继续有规律地生活，把每天的任务量化，比如，做多少家务、多少个俯卧撑，看多少页书……这些都会让你的心理聚焦，做你能做到的。顺便说一下，有一定深度的阅读最能击败孤寂，阅读甚至会让你喜欢独处，人的大脑有美妙的信息刺激，不胡思乱想，心理自然更健康。如果你原来没有阅读习惯，现在刚好可以试试读完一本书，消除你的无聊感。尽力让自己正常化，更有利于防疫。你还可以通过各种方式，尤其是远程的方式，加强与家人及亲朋好友的联系，对身边的人给予积极主动的关心和帮助，让我们生活在亲善友爱的社会环境中，既能疏导负面情绪，也能通过积极的情绪提高我们的免疫力，增强抗击疾病的能力。最后，我们一起来加油，共度这一特别的时期。若有问题也欢迎你继续提问！祝一切顺利。

28

我是一个比较焦虑的人，最近因为疫情的事情变得越发焦虑，出现肚子疼、头疼等症状，到医院检查却没有检查出问题。现在我又担心因为去了医院，会感染病毒，已经影响晚上的睡眠了。我的心理是不是出了问题？该怎么做呢？

你好，感谢在平台提问。你是一个比较焦虑的人，每日更新的新闻和身边的突发事件好像都在提醒你身处危险当中，你不确定自己或周围人是否被传染了，心里七上八下、没着没落，为了获得确定感，到医院检查了，结果是没有问题的。但这个检查结果并不能打消你的疑虑，这时你表现出疑病症症状：注意力高度集中于身体，因为注意力高度集中，也就产生了精神交互作用，对于身体的感受、反应非常敏感，容易捕捉、放大一些不适感，于是注意力更加聚焦于此，形成恶性循环。那我们该怎么缓解自己的焦虑呢？

一是确认自己是不是易受暗示的人，当再有发热、胸闷、不适感，又怀疑感染了新冠肺炎时，明确告知自己这是自我暗示的结果。自己已经去过医院检查确认没有感染。然后再反思自己的饮食、睡眠方

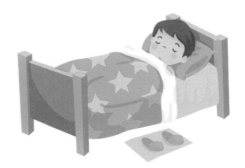

面有什么需要注意的，及时改进，快速消除不舒服的症状，逐渐巩固这种"我没被传染"、"我是健康的"的念头，疑病焦虑会慢慢减轻。二是转变关注焦点。新闻没必要总是刷新，尤其发现新闻对自己有影响的时候，刷不动了就及时停止去做点其他事情，刷一部制作精良评分高的电视剧，也是焦点转移的方法。焦点一转移，人一忙碌起来，自然就没有多余的时间和精力疑病焦虑了。三是保持客观理性。病毒不是空气，不会无端飘到你家感染你的，一定是有载体才能实现传染，所以没有近距离接触病毒携带者，做到出门戴口罩、回家勤洗手基本不会被传染。要多给自己积极的心理暗示，相信自己是健康的。四是感觉心理压力大的时候，及时与家人、朋友倾诉沟通，排解那些不良的情绪，减少不良的心理暗示，多获取正面积极的心理暗示，同时网上的公益心理平台也能提供缓解压力、情绪释放的专业方法和知识，适当关注和应用可以减轻焦虑，恢复内心平静。若有问题也欢迎你继续提问！祝一切顺利！

老师您好，我是一名高中生。之前假期我常和同学们一起打球，现在因为疫情只能闲在家里。这几天我发现自己入睡越来越晚，从之前的夜里 11 点入睡，到 12 点、1 点，直到现在要凌晨 3 点、4 点才能睡着。怎么办呀？

你好，疫情之下多数人会长时间待在家里，之前的生活节奏被打乱了，许多人会出现生理时钟紊乱的现象，特别是青少年容易推后睡眠时间。这主要由几个原因造成：第一，由于闲在家里，缺少运动，使得入睡时累积的睡眠动力不足造成入睡困难。第二，青少年本身就有生理时钟容易延迟的特点。在这样特别的假期，以往的计划不能执行的情况下，更容易发生睡眠时间的推迟。让自己的睡眠恢复正常，可以从这几个方面进行：一是在家里多进行一些运动或承担一些家务，有助于在入睡前累积更多的睡眠动力。二是固定起床时间，有助于稳定生理时钟。三是睡醒后就立刻到阳台或窗户旁，向外观望半个小时，有助于调整生理时钟。四是卧室不要完全无光，早上要让部分阳光能够照射到卧室，有助于身体保持生理时钟正常运作。关注睡眠，就是关注自己的身心健康。你的关注说明你是个敏感而有智慧的孩子，相信你一定可以克服目前的困境。祝一切顺利！

(24) **30**

Q

您好！我现在在外婆家，我好担心好害怕。我妈妈是一位居委会干部，最近天天都要上班，负责在居委会登记外来返回人员，我好担心妈妈会被传染病毒。妈妈为了我的健康把我送到外婆家，可我每天从网络上看到那么多人感染我就好害怕，都不能安下心来学习了。

A

你好！谢谢你的信任。我能感受到你和妈妈对彼此深深的关爱。的确，目前的疫情处在暴发期，每天数字的攀升和网络上太多的各种信息让人们担心害怕，这是一种正常的情绪反应，尤其是你的妈妈每天工作中要接触很多人，这更加深了你的担心，都是可以理解的。你可以提醒妈妈在工作中戴好口罩、手套，有条件的可以穿防护服，下班回家注意洗手、洗衣消毒，开窗通风，坚持锻炼增强体质。这样做是基本可以防止感染的。想象一下，我们的心有很多抽屉，将你对妈妈的担心轻轻安放在其中一个抽屉里，我们留出一些空间来做些支持妈妈的事情：比如每天提醒妈妈做好个人防护；照顾好外婆，帮她做些事情；和外婆一起加强室内的体育锻炼；制订计划安排好自己的学习生活。你能寻求心理援助，说明你有理性处理问题的能力，相信接下来的时间里，你会知道怎样更好地在后方支持妈妈，和妈妈一起打赢这一场战役！

67

31

1 月 19 日前后，疫情初期，我就不断刷微博，劝身边的人要照顾好自己。大概从 1 月 25 日开始，觉得自己情绪不太好，微博上有太多难辨真假的负面小道消息了。终于我在 26 日卸载了微博，情绪有好转，但总感觉现在的自己在掩耳盗铃，不愿意听任何疫情的负面消息。为了增强免疫力，我每天好好吃饭，在家里也锻炼，晚上 9 点、10 点就躺床上准备睡觉。我以前一躺床上就睡着，但现在晚上总会胡思乱想，半天睡不着觉。我该怎么办？

你好！看到你的留言，目前的疫情形势严峻，你说的这些情绪和生理上的反应都是很正常的。我们人在面对一些危急状况时会自动启动应激状态来保护自己。像你说的你很早就意识到事情的严重性，说明你对事件很敏感，并且可以照顾到父母。你说从 25 号开始情绪不好，在 26 号卸载了微博，听起来好像是到 25、26 号时，你接收到的信息多到一定程度，焦虑和害怕也积累到一定的程度，又没有宣泄和排解的渠道，好像压力大到让你有些承受不了了。你的反应很好，及时切断信息的涌入，这是保护自己的一种方式。你说自己好好吃饭、好好锻炼、早睡觉，这些都是很好的照顾自己的方式。同时你也提到感觉自己是掩耳盗铃，不愿接收负面信息，有失眠的状况，这些是焦虑和恐惧所致。在危机之下，一定的焦虑是很正常的，只要不过度就行。当你再次感到焦虑时，你可以尝试深呼吸，关注自己的呼吸和身体感受，寻找心和身在当下的感受，可以上网找一些放松的练习做一做。失眠时可以练习放松身体，或者冥想、正念等，睡前不要吃太饱，睡前半小时可以做一些舒缓的拉伸运动。平时还可以多看一下正面积极的报道，多关注《人民日报》等官方权威媒体的报道，避免小道消息，主动屏蔽负面信息。相信党和政府，相信我们每一个中国人，一定能打赢这场疫情防控阻击战！祝好！

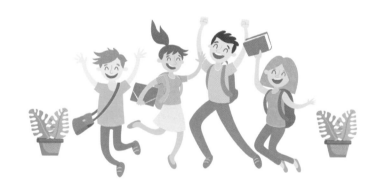

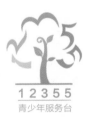

12355
青少年服务台

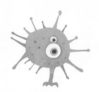

03

学习问题篇

从未想到的悠长寒假打乱了自己的学习计划，面临中、高考的学生，注意力却无法集中，学生家长心急如焚，孩子也不知所措……怎么办？听听心理咨询师怎么说。

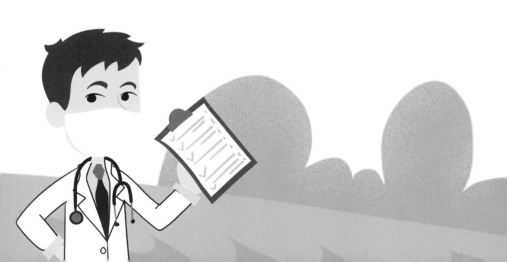

1

Q

平时面对作业和老师们严肃的面孔，我不得不把自己的健康置之度外，于是养成了每天睡 4~5 小时的习惯，现在到了寒假，却晚上失眠，我该如何调整？

A

你好！有的学生确实存在对作业的恐惧心理，也许是作业过多，加上老师要求高，所以完成作业需要很长时间，对睡眠产生一定的影响。而寒假了，由于生物钟还没有调整过来，所以应该休息时仍处在兴奋状态，不能入睡。作业多，老师要求严格，我们换个角度想，能否把作业多当成是自己不断提高的过程中的一种磨炼，而不是负担？而把老师严要求当成是你的荣幸？因为成功人士的成长历程中，往往都有一个共同点，即曾经遇到过一位要求严格的老师。要求严格的老师才是一位负责任的老师，我们应正确理解、尊重这样的老师，你说是吗？再有，寒假期间，睡眠不足是可以通过自己的尝试改变的，比如除做作业外，加强必要的体育活动，多听听音乐、唱唱歌，把时间填满。因为寒假了，与学校满满的作息安排有所不同，所以需要你重新规划时间，规划作业与学习，使时间安排有序，劳逸结合。这时你再看看，作息正常了，你的睡眠问题也就解决了。

2

Q

老师您好，试了很多次终于能在平台上留言了，我不怕写作业，老师的严格要求也让我养成了努力学习的习惯。我就只问一句，劳累过度会猝死吗？怎么才能做到身体健康和学习两不误？这个寒假有女生在 QQ 给我发信息（与学业无关的信息），我直接屏蔽了，这种做法可取吗？

A

同学你好！看了你的留言，感到你是一个非常有毅力、对自己要求严格、自制力较强的人。为什么这么说呢？首先，你为了能在平台留言，多次尝试，不因失败轻易放弃，这已经是很多人做不到的了。而这种不畏失败、敢于挑战的品质则是成功的必备条件，恭喜你，你已经具备了，希望继续坚持哦！

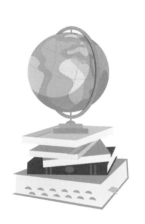

73

其次，你对自己的严格要求和过人的自制力也让我感到惊叹。虽然你说是因为老师严格才让你努力去学习，但是你知道吗，其实最终让你克服困难去学习的并非老师的严格，而是你对自己的严格要求和自制力。除此之外，面对女生的 QQ 消息，你为了避免影响学习而屏蔽，说明你自我控制能力是很强的！而这种能力是在现在甚至以后的工作学习生活中都非常难得的，也是获得好成绩的必备能力！眼下你要做的只是稍微调整，比如提高平时的学习效率，把睡眠时间稍微延长一些。其实每天睡眠 5 小时左右，已经能基本满足普通人的需求，但具体而言也要看你自己，平常是否感觉疲累，如果是，那就适当延长，如果从小就一直如此并且身体健康，不觉困倦，那 5 小时也没问题。学习效果与学习效率有直接关系，学习效果 = 学习时间 × 学习效率，根据这个公式，根据你自身情况，还是有调整空间的，重新规划休息和学习时间，提高学习效率，肯定没有问题！

对于是否要回复女生消息的问题，其实没有绝对答案，你现在的做法也没有问题，现在是学习的重要时期，应该把精力放在学习上，对方应该能够理解。如果简单回复你明确的想法，让她理解你的想法，也是一种选择。其实都没有对错，只要在不影响你的学习、不故意伤害对方的前提下去做都没有问题的。继续把精力放在学习上吧，继续加油，相信你！

3

　　"高三狗"意外获得了一个超长假期，然而我并不想放假，我想回学校，因为只有在学校我才可以高效学习。我在省重点高中上学，周围都是学霸级人物，平日里熬夜才能勉强维持我的排名。这个假期我来到上海本是要看一看我梦想的大学，激励自己学习，然而新冠肺炎疫情太严重，我被困在家里12天了，终日不见阳光，跑不了步，整日觉得浑身难受，也没有一张桌子可以让我写作业，爸妈还总刷视频，闹得我什么也学不进去，非常烦躁。我就是想出去看一看大上海，看一看我的大学，家人都不让，我都快被逼出病来了。同学们都在努力学习，我的成绩开学肯定会退步，越想越烦躁了。

　　你好，欢迎登录12355青少年平台。听起来你是一个很勤奋、很有自己的规划，知道自己要什么，并为了自己的梦想特别努力的人。也理解你说平日里需要熬夜才能维持自己排名的压力。也要注意身体健康、劳逸结合啊。高三还是长身体的时候，长期熬夜不利于身体健康，不利于精力集中。你说在家里很烦躁，什么都做不了，好像自己前进的脚步被突然打断了，有些焦虑，担心自己接下来不能达到心中的目标。而且听起来，你感觉父母好像不理解你的追求也不支持你。这里呢，我理解父母的阻拦，因为疫情确实严峻，为了你的身体健康，现在确实是要限制外出的。全国现在都在严控疫情，提倡居民少出门，这是客观现实。与其烦躁于不能出门，不如看看我们可

75

以控制的是什么，我们能在有限的条件下做什么努力。你说同学都在努力学习，觉得开学成绩肯定退步。理解你焦虑的心情，但还没发生的事情，就直接给出判断，结论不是很现实，是吧？所以，还不如你现在调整一下心情，然后以轻松的心态好好学习。 网上有很多视频教大家怎么在家锻炼身体，你可以找一找，确定两三项自己感兴趣的、比较安全的运动来做一做，增加运动量，同时运动也可以缓解焦虑的心情。欢迎有问题继续给我们留言。祝好！

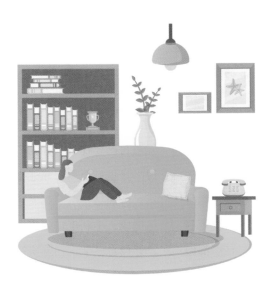

4

Q

　　我是一名高三学生，因为疫情延迟开学，虽然知道该利用假期加强学习，但想到开学时间还不能确定，就不能好好学习，每天学习时间只有8个小时左右。通过网络信息了解到疫情的严重性，期待高考延迟又担心高考不能正常进行。尽管认为学习还是十分重要和有意义的，但是日常情绪低落，不想学习。

A

　　你好！很多高三学生备受类似问题的困扰。因为疫情而封闭在家，打破了原先在学校集体学习的习惯，缺少教师的引导、同学的陪伴，感觉只有自己一个人在学习，这会给自己带来一些不确定的无掌控感，情绪会低落。规律作息，稳定生活，是增强掌控感的重要前提。疫情是一个应激事件，但一定不要营造"危机重重"之感而自乱阵脚。要按时吃饭、睡觉，适当休闲，保持有规律、稳定的健康生活。高考不仅考查学生的所学知识，也是对学生心理的考验。面对不确定的疫情，我们可以确定的是自己对知识的把握，可以列出接下来的具体、可行、可以量化的学习计划，并与同学相互沟通，互相监督。同时，还有对自己心态的良好掌控。期待你在疫情的考验中，取得好的成绩！

77

(24) 5

Q

新冠肺炎疫情暴发后，我一直"宅"在家里，总觉得时间
还长，最近拖延症很严重，每天都很晚睡，早上晚起，没办法
集中精力学习。我喜欢视频剪辑，但是自己做的视频没人看，
很有挫败感。我该怎样改掉拖延症？

A

你好！拖延是一件很正常的事情。我们每个人，每一天都
以不同方式、不同时间在拖延。其中，每天拖延一个到两个小
时，是我们大多数人拖延时间的区间。下面给你提供 6 种解决
拖延症的方法：

第一种，给单调乏味的学习任务添加一些乐趣，如果你懂
得用有趣的方式去学习，你的坚持就会变得容易。例如跑步的
时候戴着耳机听歌、学英文。

第二种，调整自己的情绪去面对学习任务。你拖延不去学
习是因为你不太喜欢学习，我们在做不愿意做的事情时，总是
带着抗拒或消极的态度。正如美国心理学家威廉·詹姆斯所说
的那样：你对事情的看法，决定了你会产生什么情绪。有时改
变你对学习的看法，你就不会对学习有抗拒或消极的态度了。

第三种，拆解目标，降低学习任务难度，就是把一个大
的目标，拆解成一个个小的任务。由于这些小的任务，做起来
相对比较容易，当你接二连三地完成它们之后，那么最终这个
大的目标，也就被你完成了。例如"看完一本书"，这是一个
大的目标。如果每天想着这个目标去阅读，你心里肯定会产生

抗拒，觉得这本书什么时候才能看完！但如果你把这个目标拆解，分为一个个的小任务，如每天阅读一个章节或者每天看 10 页等，那你做起来就会比较容易了。

第四种，根据自身的需求，制订一些具体的学习计划和实施步骤，有了明确的方向和计划，接下来你就可以按计划和目标开始学习。

第五种，赋予事情某种积极的意义。学会从做的事情当中，找出一些积极的意义，你的行动就有了相应的"理由"了。比如自己之所以做视频剪辑，是因为你很喜欢这项活动，你要向那些制作精美视频的人学习，争取制作出高品质的视频，那时自然会有很多人看了。

第六种，给自己制订一些行动的激励方案。做成一件事，有内在的奖励和外在的奖励。诸如完成某个小目标，你就可以玩几盘游戏。任何时候，都要懂得自我激励，找到可以奖赏自己的地方，然后通过自律的行动获得这种奖赏，你慢慢就会培养出坚持的意志品质了。

若有问题也欢迎你继续提问！祝一切顺利！

(24) **6**

Q

老师好，我是一名中学生，按理说这段时间因为疫情的关系推迟开学，我应该有更多时间去巩固知识，而不是把时间浪费在游戏和网聊上，但是我就是控制不住自己，每天半夜甚至是凌晨才睡觉。我该怎么办啊？

A

你好！你已经意识到每天玩游戏与网聊占据了你过多的时间，而在这非常时期足不出户，又似乎没有其他办法可以让自己远离电子产品。老师教你自我调整的步骤：

第一步，你需要学会自我肯定。你在家每天玩游戏和网聊之后总会陷入无尽的后悔中，这说明你开始意识到这是一个问题，需要想办法解决。这一点你不要自我忽略，应该肯定自己。

第二步，制订详细的学习与生活计划。老师希望你越具体越好，比如早上 7 点起床，8 点复习什么，9 点做做运动，10 点复习什么，等等。根据制订的计划完成情况，如果完成得很好，甚至可以给自己奖励，比如看一部电影等。

第三步，他律与自律共同进行。如果觉得自我管理还不能做得很好，你完全可以让爸爸妈妈的他律来帮助自己，逐步成为一个自律性很高的人。

当然，你要知道好习惯的养成不在一朝一夕，而是需要坚持再坚持。路漫漫其修远兮，吾将上下而求索。加油！

24 **7**

Q

最近几天，我感到有些焦虑，疫情期间"宅"在家里，什么地方也去不成，接到学校推迟开学的通知，很烦，原定的学习计划被打乱了。每天在父母的眼皮底下，时时感到有一种紧迫感，但拿起书来，心静不下来，尤其是妈妈老在我面前晃来晃去，搞得我很不开心，怎么办？

A

你好！面对疫情和学习的双方面压力，需要自我缓解，可以暂时放下手中的事情，转移注意力，做一些别的事情，或干脆什么事情也不做，放松肌体，放空心情。你看，延迟开学，学校的在线教育跟上来了；"宅"在家里，你可以诠释为"桃花源中"，追一个剧，看一本小说，做做运动，吃吃零食，难得的自在；回过头来，对爸妈也别老绷着脸，如果你把他们的关心关注当作友情，那么，新的关系就会呈现，聊聊天，唱唱歌，分享个人资源，你求教他们线下的事情，比如烹饪、养花等等。压力和压力之间是有联系的，一旦我们把压力分开，压力就会开始瓦解，但主要的压力源还在那里，那么，我们要有所警觉、有所准备，准备越充分，信心就越足，如此往复，进入良性循环。所以在这个时期，我们需要积极做好自我防御，包括心理调适，以缓解焦虑情绪带来的困扰。

8

Q

我是一名五年级学生，原本每天都很认真地做作业。但因为疫情延期开学，我就再也没有心思做作业了，觉得反正也不知道什么时候才开学，晚点做也可以，说不定一直不开学，就不用做作业了。我知道这样想不好，但是控制不住自己，我也根本没办法静下心来做作业，怎么办呀？

A

首先，看到你愿意来咨询，老师觉得很欣慰，因为你觉察到自己内心的这些变化，并且能清楚地表达出来，而且还向外界求助，这是个非常难能可贵的处理问题的方式。开学的时间延迟了，对于这些无法预知的变化，很多人都和你有一样的感受，是一种正常的心理现象，具体表现为无法专注地做某件事、比较烦躁、心神不定、话多等等。当然我们可以通过一些方式做自我调整，比如运动，每天可以规律地运动半个小时以上，使身体和情绪更轻松、愉悦。其次，调整计划，我们不能改变目前现状，那么就接受它，然后为这个突如其来的长假重新列一个计划，加些"做自己想做的事情"，可以安排看自己想看的书、给家里的宠物训练一个动作，培养自己的一个兴趣爱好。最后，在家里可以和爸妈重新布置一下自己的房间，或者学做一道菜，或者给爷爷奶奶洗一次头，等等，让这段经历成为我们难忘的回忆。经过上面的调整，情绪上平静了，作息上规律了，学习的注意力也会集中了，作业也就不再是拦路虎了。加油！

24 **9**

Q

　　您好，我是高一学生，最近一打开手机铺天盖地的新闻，就感觉闹哄哄的，不想学习了，无心写作业，总觉得再怎么努力，在不可控的疾病面前都毫无意义了，感觉没有未来了。

A

　　你好，谢谢你愿意把你的心里话讲出来，让我可以陪你一起讨论。我很理解你现在的感受，网络让我们更容易及时便捷地获取信息，却也有一些负面信息容易引起"灾难化思维"。尤其是你，虽然

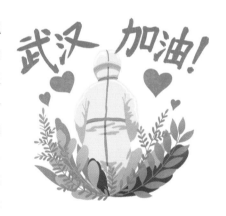

已是高中生，有很多自己的想法，但毕竟还是未成年的孩子，不要随意拿网上流传的言论作为自己的判断依据。这种"灾难化思维"和负面信息会造成我们过度的焦虑，令我们失去对当前抗击疫情的合理认知，徒增无助感和失落感，这是不可取的，你说是吧？

　　疫情当下，如何做好个人心理调适，多与家人沟通、做深度放松练习、欣赏动听的音乐、体验令人愉悦的事等都可以暂时缓解焦虑情绪。另外，我们可以用"主动式休闲"充实自己，做一些需要动些脑筋、花些心思才能享受到乐趣的活动。比如下棋、看书、烹饪、学习新技能等，这些需要一直投入精

力的活动可以帮助我们达到理想的放松与调适身心的目的。在主动式休闲中，我们会产生专注忘我的"心流体验"，体验到内心的宁静，不仅可以对冲疫情带来的焦虑感，还能够提升假期生活质量，是替代外出活动的良好选择。可以和家人聊聊自己的担忧，做一些室内互动游戏，也可以做一些自己该做或者想做的事情，转移注意力，不要一直刷手机信息，长时间沉浸在负面信息中会让人产生心理上的不适，继而降低自身免疫力。

无论遭遇了什么，保持一种"不幸只是暂时的，一切总会好起来"的希望感是最为重要的。作为一名学生，我们要始终相信中国一定能打赢这场疫情防控阻击战！能及时寻求心理援助，说明你是一位非常有主见、有想法的年轻人，相信你一定可以逆风飞扬，获得更好的成长，祝你拥有更美好的未来！

10

Q

我今年6月份就要参加高考了，但是由于这次的疫情，学校推迟了开学。自己在家感到很担心和迷茫，不知道过多久才能恢复正常的学习生活。在家虽然有作业，但总是很难集中注意力，心里还是有隐隐约约的担忧，感觉很难保持信心。希望可以得到一些建议，谢谢你。

A

你好，面临高考，人们容易产生一些情绪，毕竟是人生非常关键的时刻。又加上今年的特殊情况，很容易让人迷茫，产生各种复杂情绪，有些还是负面的情绪，令人无法冷静。首先，我们要考虑到个人的情绪易感性和耐受力，适当少关注负面信息，做好情绪的自我调节；其次，通过这次机会有意识地培养自我管理和自我学习的能力，做好计划，注意节奏，劳逸结合，把任务细化，有的放矢地保持学习任务的顺利进行。同时，有一些担忧是正常的，可以多与身边的亲友交流，表达自己的想法，听听其他人的宝贵经验。祝你学业顺利。

85

⏱24 **11**

Ⓠ

你好，我是一名中考生，因为疫情的原因学校推迟了开学时间，我不知道现在该如何自己在家复习，所有的复习节奏都被打乱了，没有老师我怕自己会学不好，我该怎么做呢？

Ⓐ

你好，感谢你对平台的信任。看得出来你对学习非常看重，所以才会因为突发的课程安排变化而焦虑。延期开学可能确实会带来一些不适，我们需要提前去体会如何在自我管理和监督的情况下保证学习进度。其实学习是一件终身的事情，自主学习也是人生中有必要发展的重要技能，这次就是很好的成长机会。首先，可以做一个学习计划，把自己学习的时间梳理出来，安排好节奏，查缺补漏，熟悉中考题型，分配各科的关注顺序和程度。其次，可以调动周围的资源，亲友、老师，请教别人的经验，看看大家都如何合理安排学习任务，为自己提供思路。再次，定一个这段时间内合理的成果目标，在开学之后进行检验。最后，要劳逸结合，保证休息时间，保证身心健康，这会帮助你提高学习效率。祝顺利。

(24) **12**

Q

　　您好！我是一名高三学生。学校的开学日期因为这次的新冠肺炎疫情推迟了。我想学校了，我想同学们了。今天已经学习 10 个小时了，想找个说话的人好难呀，我只想和其他人聊会儿天，就算讨论学习也行，家里只有父母的我很无奈啊啊啊。父母也不和我聊天，只在那里看手机。这一天天的，我刷着题目，一日一日重复，一天到晚话说不了几句，全是在和单调无味的理科奋斗。唉，我真的好难受，好孤单啊！

A

　　非常时期，我们也收到了很多和你一样的高三学生的留言，不过他们更多的问题是心里焦虑烦躁，学不进去。所以看到你一天能学 10 个小时，每天刷题，真的很替你高兴，至少你已经比一些同学强很多了，有很强的自制力，如果坚持下去，相信你一定能取得很好的成绩，考一个理想的大学，开启美好的大学生活！这样想想是不是很开心呢？但是首先要解决的是，你要学会忍受目前的孤单和单调无味，奋斗路上肯定是孤单和枯燥乏味的，这一点只要奋斗过的人都有体会。至于你说的父母，他们有自己的生活方式，你可以尝试主动找他们进行沟通聊天，想想方法，相信你一定能在他们那里获得鼓励，获得力量，为开学新的开始积蓄力量吧！

13

您好，作为一名高三的学生，我知道时间很紧了，尽管现在因为疫情"宅"在家，有时间复习，但我却没有学习的动力。高三以来学习成绩也在直线下滑，我好怕，怕我考不上重点大学，您可以教教我吗，怎样才能有动力？

你好，感谢你对平台的支持。高三确实是人生中比较关键的一个节点，毕竟面临着高考，会给人带来不小的心理压力。动力不足的问题可以从两个方面来理解：其一是现在的学习任务中有现实困难，所以自身有受挫感，进而产生逃避问题的不自觉想法，然后个人的行为上就会有拖沓和冲劲不足的表现。如果是这个原因，还是要从学业的实际出发，找到自己现在面临的具体问题，有的放矢各个击破。另外一种可能性，是要了解和分析个人对于考大学这件事的真实认知。到底是什么激励着自己想要考上重点本科大学？单纯是别人的期待，还是你必须这样？能不能把这个目标背后的愿望放得更长远一些，了解到有机会接受大学教育，其实是为了让自己拥有更多对未来的选择机会，能够实现个人的理想和追求。这样的话，现在的学习可能就有了新的意义，而不是仅仅在于取得怎样的分数。希望这两点能对你有帮助，祝平安顺利。

(24) **14**

Q

您好，我是一名高三学生，最近疫情不乐观，我总是会想很多，总不能安心复习，心里很急躁，我该怎样才能冷静下来？

A

你好！马上要高考了，又遇到疫情，想得多、心里烦其实是很正常的心理反应。你问该怎么冷静下来，我认为第一步就是接纳自己目前的情绪，认识到这是正常的，其他人面临你的境遇也会有类似的情绪。不要排斥它。如果老想着"哎呀我怎么老急躁啊，怎么老跑神儿啊，冷静不下来可怎么办啊"这样就会起反作用，越这样想就越烦躁越静不下来。英文里有"live with"一说，中文译作接纳、悦纳，我觉得直译的话更有可操作性，就是"和它一起共存"。当有负面情绪的时候，首先要允许它们的存在，不要排斥。 第二步是行动，允许这些情绪存在的状态下努力集中注意力到具体的学习上。最好明确自己的学习计划，什么时间做哪些复习，要达到什么效果，都用白纸黑字写下来，一个时间段做完了，完成的效果如何也做记录，督促自己。 一开始的行动可能不会很顺利，依然会跑神儿，依然想玩手机看电视，这个时候就要靠自己的意志力坚持了，不断地把注意力拉回。循环往复，慢慢地，学习效率就会提高，跑神儿的频率会降低，心也会越来越能静下来。加油！

89

🕿24 **15**

Q

　　我是一名高二学生，因为新冠肺炎疫情一直憋在家里，想好好学习，但总是不能排除外界的干扰，总是拿着手机不停地看抖音、快手，我也很焦虑，马上高三了，应该怎样调整？

A

　　你好！由于当前正处在抗击疫情的重要时期，长时间闷在家里，与学校的作息规律完全不同，难免会让人产生烦躁的情绪，这很正常。但老师也想说，作为高二的学生了，学会自我管理也是非常重要的，越是这样一个特殊的时期越是能考验一个人的自我管理能力，使自己在这一特定时期仍能保持良好的学习和生活规律，仍然有良好的学习效率。就目前你的情况看，你还没有对自己真正有效地自我管理起来，你同意吧？老师给你一些建议，首先，加强自我管理，定一个学习目标和学习计划，把自己学习的时间梳理出来，安排好作息，尽量充实一些，并控制好节奏。学习上有重点，要有层次，查缺补漏，合理分配各科的关注顺序和程度。其次，调动周围的资源，多请教老师和同学，看看大家都如何合理安排学习的，为自己提供思路，遇到学习上的问题虚心求教，不要被问题困住而降低学习热情。最后，劳逸结合，合理运动，保证休息时间，保证身心健康。有意识地控制自己对社交媒体和新媒体的关注，供你参考。

04

生活职业篇

大四学生担心面试取消，新入职员工害怕裁员，老板担忧今后的生意，困在家中的我会不会失去经济来源……心理咨询师说：钻牛角尖解决不了问题。

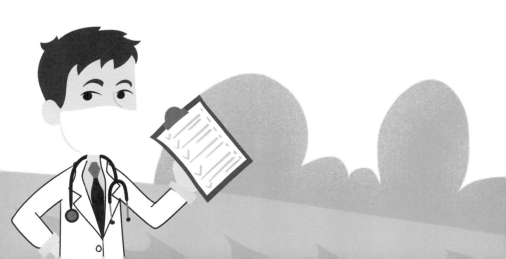

1

我很想在成都工作。可是我爸爸说我考不上研、考不上公务员，在成都当打工仔不如回家里五线城市考个事业单位。我想要过自己的人生，但是他从来都不理解我，从小到大都是要求我必须听他的，按照他说的做。他经常发脾气，也无法沟通。现在疫情期间，我被困在家里，每每与父亲谈到此问题，两人都会争得面红耳赤，我已经在家里待不下去了，我该如何与父亲沟通此问题？

你好！你已经是一名大学生了，老师相信你能妥善处理好目前的问题。步入社会，职业人生才刚刚开始，做好职业生涯规划非常重要，很多中外成功人士在大学阶段就已经做好职业生涯规划。一个成功的人生开始一定是有清晰的方向的、有清晰的奋斗路径的，并且有克服困难的勇气与心理准备的。所以目前你要好好规划一下自己的未来发展方向，想从事什么行业、什么职业，在哪个城市、哪个地方更适合自己，目前的所学专业能否满足，还需要哪些知识和技能储备，一旦遇到挫折或失败有没有其他备选方案，自己的优势能否支撑自己的规划、劣势是否是硬伤，等等。并且以此去与父亲沟通。你的规划越清晰、越符合实际，对自己、对父亲的说服力就越强，也只有这样，关心你的父亲才会认同你的想法，支持你去拼搏。先好好想一想，说服自己后再去说服别人，不抱怨、不怄气，真正行动起来吧。

2

Q

我是一个金融专业即将毕业的大四学生，但学校竞争力不强。选择了考研，没把握能考上。现在面临就业问题，很迷茫，不知道自己该走哪条路，选哪个工作。父母对我想要留在成都的想法也不太理解、支持。到底我该怎么选择适合自己的工作，怎样去努力？

A

你好，感谢你对青少年12355平台的信任。你所担心的专业、学校竞争力不强的问题，都是客观原因。人是具有主观能动性的，学历、专业固然重要，但是在职业生涯中，更重要的是技能、经验，这些会在就业中给你加分。无论走哪条路，都需要给自己制定一个目标；坚定了目标后，接下来就是制定一个达到目标的规划。父母凭借着过往人生经验，可能会给你一些建议，如果你有成熟的目标和规划，他们一定会支持你。在那之前，你首先要做的是清楚自己要做什么。说服不了自己，没有坚定的决心，何谈说服别人，让别人相信你的选择呢？祝好！

3

Q

你好，最近新冠肺炎疫情期间，我在家里除了看电视什么事情都做不了，我相信疫情随着时间一定能过去，但我担心的是我自己的生意怎么办，刚刚开始创业，压力很大，现在整日待在家里，心里更加郁闷。我该如何缓解这种焦急难熬的状态？

A

你好，首先很感谢你对本平台的信任。很理解你当下的处境和感受，在当前，很多青年人都和你有一样的想法，疫情面前无一不感到慌忙失措。尤其是身处疫区，我们比任何人对这件事件的感受都更真实、更清晰，也更复杂。刚刚开始起步的事业面临着停顿，刚刚盘活的生意面临着不确定的风险，但是为了疫情、为了我们爱的人，你依然很理智、很毅然地隔离自己，何尝不是在体现创业者的一份勇敢责任和担当？国家各部委都在积极出台相应的政策，为疫后中小企业的快速恢复想办法，解难题，做攻略。建议你一方面多多留意这方面信息；另一方面接受事实、转变心态，好好利用隔离的这段时间，在有限的资源下，做好合理的安排，化压力为动力，给自己充电；从平时的忙碌中抽身出来，陪陪家人，关心家人。最后建议你多做放松练习。能及时求助说明你是一个积极应对问题的人，相信你一定能在战胜疫情的同时战胜自我，把危机化为机遇。若有问题也欢迎你继续提问！祝一切顺利。

4

Q

您好，我是一家饭店的业主，现在我们这里都隔离了，可是房租还要交，员工的工资不能少，而且我自己本身也很害怕，如果被传染会很严重，我要怎么办？

A

你好，我感受到了你的难处，和你分享两个观点：第一，当大的传染病疫情来临，紧张是所有人的共性反应。这种反应分为几个时期，第一个时期叫警觉期，进入警觉期就是正常的平静的生活突然被打乱了。在警觉期，我们必须要有适度的紧张。但如果过于紧张，就会感到慌乱，甚至会情绪失控，进而导致行为失控。我们要认识到做好必要的防护就能最大限度保证自己安全，这样可以消除一些紧张感。第二，当平静的生活突然被打乱后，就会产生很多矛盾，我们最常遇见的叫"双避矛盾"，通俗讲就是两种情况都想避免，但更多时候只能二选一。现在你面临的矛盾是病毒的威胁和生意的损失，也必须二选一。前者是不想让病毒威胁到自己，后者是不想经济受到损失。这两者会发生冲突，因为如果要实现后者，就得出去经营，由此会增大被感染的风险。这种情况下，其实就是要做个选择，做个利弊权衡，是把生命、健康还是生意放在最优先的位置，当然每一种选择都会有损失，并且不可避免。我想你心中已经有了答案，希望你早日摆脱困境。

95

5

Q

最近我一位同事居住的小区有新冠肺炎确诊病例，而我还要与这位同事共事，因此时常感到担心。现在上班时间很空闲，我也经常和同事讨论疫情问题。目前我们也很担心公司裁员，自己失去经济来源。我如何调节这种复杂矛盾的心情？

A

你好，感谢在平台提问。我理解你的心情，你的担心是正常的。对此，一是进行积极自我暗示，巩固我没被感染、我很健康的念头，慢慢地，焦虑会减轻；二是转移关注焦点，人忙碌起来，自然就没有多余的时间和精力疑病焦虑了；三是保持客观理性，采取必要措施保护好自己，做到出门戴口罩、回家勤洗手，会大大降低感染风险。长期的恐惧和焦虑会造成免疫和内分泌功能的损害，导致免疫力下降。所以，抗击新冠肺炎，要乐观，保持心情愉快。也可以通过远程的方式加强和亲朋好友的联系，主动关心帮助他人，这会让我们生活在亲善友爱的社会环境中，能够培养积极情绪。

同时，你担心公司裁员，这是需要你直接面对才能缓解的压力，你上班的时候比较空闲，可以利用现在的时间做自我职业提升、业务能力拓展，才能避免被裁员的风险。让我们一起加油，共度这一特别的时期。若有问题也欢迎你继续提问！祝一切顺利。

6

Q

　　我感觉最近压力好大呀，有工作方面的，还有情感方面的。我和女朋友异国恋两年了，今年终于可以见面，本来都订好飞机票了，却因为新冠肺炎疫情的原因取消了团聚，我和她都好难过，也担心会影响我们的感情。有什么办法可以不让我们的感情受影响吗？

A

　　你好，我能感受到你和你女朋友深深的失望，异国恋两年，好不容易可以见面了，又因为本次的重大疫情而不能见面，失落、无奈、无助，甚至还会愤怒、相互抱怨，对这段感情产生怀疑，这都是正常的情绪。你可以向女朋友真实地表达对这种热切期待不能实现的失落和对她的感情，同时表现出大局观念和情怀，告诉她这不是个人的力量可以抵抗的，也有很多人与我们一样取消了团聚、休假，还有很多人为了我们今后更好地团聚正奋斗在一线，暂时的不见是为了今后更好地相逢，让女朋友感受到你的真诚，相信疫情会很快过去，祝你们幸福！

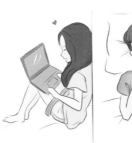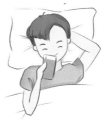

（24） **7**

Q

哎！我好生气，看到微博上的新闻，气到不行！全国人民都在为武汉加油，有人却发国难财，捡垃圾桶里的口罩来倒卖，太气人了！

A

你好，谢谢你与我分享你的感受。社会上确实有一部分这样的人，在危难中寻找所谓的"商机"，发国难财，并且是以牺牲他人健康和生命为代价的，是人们应该唾弃的行为。现在很多违法者已经受到法律制裁，当然还有一部分是我们仍未发现的，所以需要全社会的监督和举报，社会秩序的稳定需要全民共同来维护。同时我们要接纳，任何的社会环境都无法杜绝这种类似的现象，总会有个别人的做法与社会主流价值观背道而驰。我们要先照顾好自己，进而进一步影响周围的亲人、朋友，大家共同有一个正确的社会价值观，就已经是很成功了。只生气解决不了根本问题，当我们看到这些行为时，要想办法多出主意，多思考如何才能避免出现这种情况。社会系统的正常运行需要我们所有人来共同维护，我们一起加油！

8

Q

　　新冠肺炎疫情期间政府倡议少出门，我每天"宅"在家里，感觉快和父母闹掰了。好不容易可以在家好好休息，我妈总是嫌弃我这、嫌弃我那，说我玩手机，为什么父母就不能理解一年到头都在工作的我呢？

A

　　你好，感谢在平台提问。因为疫情你在家的时间多了，父母终于有了足够的时间来关心（管教）孩子，但是父母还没有意识到他们的孩子已经是与他们一样的成年人，还用管教来表达关心，只能让孩子体验到不被理解、不被尊重，感觉压抑，想出门透气，所以这个关心对你来说是一个烦恼。对此，你需要先理解父母的心理逻辑。比如"我妈总是嫌弃我这、嫌弃我那，说我玩手机"，妈妈的潜台词是想帮助你变得更好。这样，妈妈就能体现她作为母亲的价值感，同时也就能满足她有个好女儿的期待了。这是父母在满足他们做自己的需求。但你也需要做自己，也需要自由、休息与娱乐。因此，你也要坦诚表达自己的需求，比如可以说，"我一年到头都在工作，很累的。现在终于不用工作可以放松休息了，我很开心的。我目前最需要做的是休息，而你们总是向我提要求，我会很累，也会很烦恼，没法好好休息。希望可以得到你们的理解"。若有问题也欢迎你继续提问！祝一切顺利。

99

最近自己换了新的工作，与上一份工作对比，现在的工作压力更大，分配的任务更复杂，感觉自己不能胜任。但赶上新冠肺炎疫情，我时常担心自己会被解聘，生活方面也有压力，十分焦虑，甚至出现了失眠的情况。想知道如何处理焦虑情绪。

你好，感谢在平台提问。从提问中，我感觉你的新工作比原工作更具有挑战性，你希望自己能够接得住这个工作的考验，才产生了焦虑情绪。焦虑的背后是对自己的期望，期望自己能够做得更好。需要你把自己的期待适度调低一点，或者把这种压力视为努力的动力。思考一下，现在能做些什么对目前的工作是有帮助的。此外，你要认识到你的焦虑情绪与客观现实是不符的。因为评估你能否胜任这份工作的人是你的上司。根据你提供的信息，你还在此工作岗位中，没有被裁员，工作上也没有出现纰漏或者过失，证明目前你的工作能力是能够胜任此工作的。所以要有信心！若有问题也欢迎你继续提问！祝一切顺利。

10

Q

近来新型冠状病毒肺炎肆虐，我所在小区一些居民都出现了恐慌、焦虑，同时开始抢购各种生活用品、防护用品，我不想跟风购买，但又担心后续真的会出现物资短缺，不知道怎么办。

A

你好！感谢你在平台提问。一般来说，当我们身边出现一种新的传染病集中流行的时候，居民出现紧张、焦虑是正常的反应。这种反应源于对新的传染病的传播途径、感染方式、疫情发展的不确定，产生不安全感的心理是正常的。这也是在提醒大家要对疫情引起足够注意，做好自我防护，这是非常必要的。就如同要考试了有点紧张，是提醒你抓紧复习、争取考个满意的成绩时的心理一样。至于生活用品的供应，在政府的统筹下，还是充足的，不必囤得太多。你不跟风的行为说明你是一位有主见、有判断的人，非常值得赞扬。关于防护用品，专家已经指出，居民此次防疫的关键是尽量不出门、出门戴口罩、勤规范洗手。一次性医用口罩由于需求量激增，市场一时供应跟不上，但政府正在组织多方协调，一般居民家庭不必抢购，家里备几个就可以了。这场疫情有党和政府的亲自指挥，全国人民的共同参与，还有像你一样有自我防护意识的人，相信一定能战胜。若有问题也欢迎你继续提问！祝你安康！

101

11

您好！我工作 7 年了，但感觉一直无法得到同事如家人般的认可和关注，虽然处处当心，但还是像个"透明人"般无法融入环境，为此多次想到辞职，却又犹豫不决。今年因为新冠肺炎疫情而延长假期，每天足不出户的我无法回避这个令我困惑的问题，这让我心神难安。

首先感谢你对平台的信任，很理解你现在的感受。工作对于现代人是非常重要的环节，其中的不快和问题必然会影响我们的身心健康。平时我们通过各种应酬和渠道回避问题，而疫情之下的独处使问题浮出水面，挥之不去，我想这或许是你焦虑不安的主要原因。我们何不面对焦虑，利用这段时间真实地看清自己内心的想法和感受，再做决定呢？工作与家庭环境必然存在某些差异，其中的各种互动关系也各不相同，你对关系中的他人也有喜恶，这些都是人之常情，没有人是完美到无可挑剔的，对吗？如果希望同事都如家人般对待自己，这似乎过于理想化，需要自己适当调节，相信你一定可以克服目前的困难。若有问题欢迎继续提问！祝一切顺利。

12

Ⓠ

　　我是大二学生，父母都没有稳定收入，家庭经济状况可想而知。为了不给父母增加负担，我靠节假日勤工俭学赚取学费和生活费。但这次突如其来的疫情打乱了我的计划，眼看开学在即，可生活费还没有着落，我寝食难安，不知如何是好。

Ⓐ

　　首先感谢你对平台的信任，很理解你现在的感受。像你这样靠自己的双手努力赚钱完成学业的孩子在同龄人中已是少数，个中的欢笑和泪水我想只有你自己才真正懂得，但在此我确实很为你的懂事和坚强感到钦佩。这次的新冠肺炎疫情来势汹涌且无法预料，必然会对所有中国人的生活产生一定影响，当然包括你我在内，对吗？面对困难我们首先要接受和适应现实，就像你面对家庭困境时一样，是吗？当时的你想必也曾陷入失望焦虑之中，但山穷水复到柳暗花明的豁然体验一定会让你重拾信心。你一定能想到解决生活费的办法，比如让父母暂时垫付，或者去有关部门申请援助以及向亲朋好友借款，等等，相信你一定可以克服目前的困难。若有问题欢迎继续提问！祝一切顺利。

103

13

我是一名专科毕业生，今年刚进入一家公司做销售工作，因为刚进公司，客户资源不是很好，工资基本上只有底薪。现在疫情又严重，春节后不能上班。我家里条件比较艰苦，父母都在老家，没有稳定的收入，家中还有一个弟弟需要上学，我一个人在上海租房子住，眼看着要交房租了，我愁得睡不好觉、吃不下饭，未来该怎么生活下去，疫情又要什么时候结束？

你好，非常感谢你对 12355 平台的信任。我很理解你对现实困境的焦虑、对未来生活的担忧。在疫情之下很多人都会有类似的想法，不知道生活什么时候才能够恢复正常。看得出来，你非常希望能够把工作做好，增加收入，缓解经济压力。建议你现在先做一些开工的准备工作，比如重新研究一下客户需求，或者挖掘公司产品的优势，以便在开工之后能够第一时间找回工作状态。此外，一个人待在上海难免会孤独，多和家人聊聊自己的情况，从他们那里获得情感上的支持；对于当下急需交房租的窘迫，也可以和家人商量借款暂时解你的燃眉之急。另外，长期待在家中运动量少，也会让人产生懒散倦怠的感觉，出现胃口不好的情况，建议适当增加一些室内有氧运动。相信在家人的支持下，你一定能够振作起来，过上自己期望的生活。若有需要欢迎继续提问！祝一切顺利。

14

Q

今年是我参加工作的第一年，刚踏入社会，人际关系和工作内容很多都适应不了，本想趁着过年好好调整一下自己，结果疫情来了，天天关在家里，哪里也去不了，心情更加沮丧，每天看着新闻里不断上升的确诊和疑似患者数量，我很慌乱，甚至都不想去上班了，不知道怎么办才好。

A

你好，首先很感谢对我们的信任。确实，当你准备好了一切，一场突如其来的疫情打乱了你的计划，心情低落、紧张、恐慌是正常反应。那么能做点什么呢？一是规律生活、适当运动。"掌控感"是应对焦虑的良药，所以按时起床、有计划地安排生活、保证睡眠，能够缓解紧张情绪；适当运动能够增加抵抗力，也能放松身心；适度关注疫情，关注官方媒体的报道，太多太杂的信息采集反而会困住自己的感知。二是保持社交、获得支持。通过电话、网络与家人、朋友保持联系，互相鼓励、沟通感情，加强心理上的相互支持。三是锻炼"焦虑耐受力"。"家里蹲"的情形也让我们有机会好好锻炼一下自己的焦虑耐受力。充满挑战的职场一定也少不了"不确定性"，被迫"闭关静修"的长假里不妨进行自我觉察，觉察"不确定感"带给自己的是什么，也可以阅读相关书籍，获得自我成长可以更好地面对职场。充分利用这个意外的长假，为挑战职场做更多更充分的准备吧！祝一切顺利。

105

15

　　我大学舍友放寒假前和我约定，正月初十从福建长汀来我家莆田小住，没想到现在新冠肺炎疫情这么严重，他家人初九都出去务工了，他没地方去了。他家和我家都在农村，相对都挺安全的，就怕他来我家途中被感染。我父母都在家，五十几岁了，身体不算很好。我是很想让舍友来我家，但是又怕传染了我父母，而如果拒绝了舍友，他就没地方去了。我现在特别焦虑，我到底该怎么办？

　　你好！感谢你对平台的信任。客观地说，在这场疫情防控阻击战中，政府、社会和全国人民，勠力同心，都希望早日打赢这场没有硝烟的战争。根据每个地方的不同疫情，地方政府和基层均制订了不同程度的应对措施，但有一条是肯定的，疫情期间减少人员流动，对交通枢纽等重点区域加强管控，加强体温检测，隔离、报告制度等，我们每个公民都有责任遵守执行。就你目前的情况，应按当地政府和基层社区、村委会的要求严格执行。同时，和你的舍友做好解释，让他照顾好自己，经常保持电话和视频联系，关心他的生活状况，给他提供必要的支持。相信你们能够理性地面对和处理好这类事情。

📞24 **16**

Q

　　您好，我身在湖北疫区，本来前两天已经调整了心态开始进入考研倒计时，但是今天看到网上的一些不好的消息，深感害怕、焦虑、无力，内心产生了巨大的负面情绪。我的爸爸留在武汉，好像加入了民间志愿者团队，每次和爸爸打电话他也不多说自己在做什么，只是叫我放心。我很害怕，既担心爸爸也担心医护人员，也为很多亏得血本无归的个体户难受，面对如此大规模的危机感到无力渺小。考研日益临近又加剧紧张，不知道如何才能调整好心态？

107

A

　　你好，感谢你对平台的信任！你说前几天已经调整好了心态，为你感到高兴，尽管今天心情有所反复，但基于你的成功经验，相信你有调整自己的能力。网络是个双刃剑，让我们很快获取信息但也有可能让我们获取

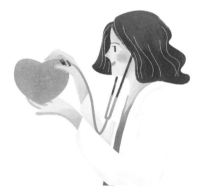

片面的信息，所以先别急于评价，再等等更多真相。武汉有很多像你爸爸一样，选择留在武汉还要做志愿者的可爱可敬的人们！对爸爸和医护人员的担心以及对个体户的同情，说明你也是一个有爱的人。现在大家的安全意识还是很强的，相信他们也能做到最好的防护，个体户们也还有东山再起的机会。对于

你，我还有一些建议：首先，是接纳自己，对于未知和不确定
会有焦虑和担心，也会有无力感，是十分正常的事情，很多人
都会如此；其次，适当控制信息获取，网络信息真假难辨，你
可以少看并且学会筛选信息，减少焦虑；最后，尝试把注意力
转移到可以让自己放松或者集中的事情上，比如听音乐、看电
影、做一些伸展运动、细化考研计划等。祝好！

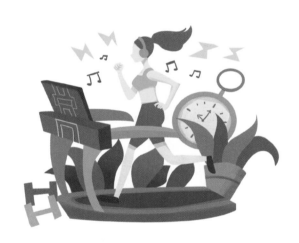

17

Q

　　你好，最近疫情严重，我每天待在家里，心里很不安定。原本准备一个 3 月份的考试，于是在年前把工作辞了，辞前也有一个面试通知，约定年后面试，因那个公司离我男朋友比较近（我们一直异地）。现在疫情太严重了，一是担心面试会取消；二是担心疫情过后工作难找；三是复习压力很大，每天都很焦虑，怕自己考不上。种种情况导致内心比较压抑。

A

　　你好，感谢你对平台的信任。在这个特殊的时期，我们不得不面临很多悬而未决的事情。突发事件对人情绪的搅动有一个很大的原因就是它的不确定性。由此带来的焦虑原因不明、走向不清，产生的影响也无从估量。对你而言，你在这个时期有自己要完成的任务，考试、职业前途还有个人情感归属上的努力。但被疫情突然打乱了计划，造成的失控感加剧了你的不安。困难是存在的，但也是暂时的，生活还要继续，从另一个角度说，这也是我们成长的一个契机，即如何在瞬息万变的环境中确定自己的稳定性。建议做好眼前的事，安心复习备考、准备面试，呵护心中所爱；同时不断地观察和内省、学习和充实自己，不断发现和成为更好的自己。祝平安。

109

18

Q

您好！现在疫情使我很紧张，每天都有很多负面情绪，不知道如何调节。自己没有在国内，原定很快回国，前几天通知航班取消了，现在也不知如何是好，这两天又得知老家也发生疫情了，更是担心。真的担心祖国、思念家乡。

A

你好，感谢登录青少年 12355 平台。理解你的紧张，在外的游子总是心系祖国和家人，这就是彼此深沉的爱和牵绊。现在疫情形势严峻，我们每个人都暴露在危机之下，产生负面情绪非常正常。而且，你独自身在国外，还担心着老家的亲人，思乡情绪更是强烈。你周围有熟悉的朋友吗？可以跟朋友们多聚在一起，大家相互支持，共渡难关。建议你尝试减少关注疫情新闻和信息的时间，否则信息摄入过多，自己又无能为力，会增大心理压力，增加无助感；多做一些能够转移注意力的活动，多做运动，如瑜伽、减压的冥想等，让自己放松；与朋友保持交流，与老家的亲人多沟通，与大家倾诉一下自己的紧张和负面情绪，构建良好的社会支持系统，有助于减压。如有问题欢迎继续在平台留言，这也是宣泄情绪和寻找支持的途径。祝好！愿疫情早日过去，愿你早日顺利回国！

05

面向未来篇

疫情什么时候能过去？性格孤僻的我怎么应对未来的挑战？久在家中，忽然失去了自己的目标……但那一天终究会到来，那一天，面向大海，春暖花开！

1

Q

　　我是个大一学生，高考三次，最后还是失败了，现在在一所三本院校上学，有点不懂人情世故，这段时间把自己封闭起来，躲在一旁思考问题，想我该怎么过好未来，性格变得很孤僻，我怕无法独自面对未来的挑战，希望有人会来找我玩，可是我也知道没人会喜欢这样沉默悲伤的人，毕竟看得出来我看什么事都很悲观。我估计走不出高考的阴影了。

A

　　你好，感谢登录青少年 12355 平台。看得出你是一个非常有觉察力和有自己想法的人。你虽然不喜欢与人接触，但是你每天都在思考和计划着未来。有句话说得好，不是每个人都是外交家，我们不能奢求每个人都能拥有很多朋友，善于言谈，因此性格孤僻也不能就说它是好是坏。凡事都有两面性，希望你不要妄自菲薄。有很多高考失败的人也成为了各个领域的佼佼者。也不是所有性格孤僻的人都没人喜欢。也许是你把事情看得悲观，觉得走不出高考阴影，觉得没人懂你。可是，你给别人了解你的机会了吗？交朋友是要彼此坦诚和相互信任的。希望你能够利用你的觉察能力，多发现自身优点，变得开放一些，给别人认识你了解你的机会，同时也是你发现朋友找到朋友的机会。

(24) 2

Q

老师您好，我是一个即将毕业的护理专业学生，现在某医院实习，原来挺喜欢护理专业的，很为自己是一个医学生而自豪。最近新冠肺炎疫情暴发以来，我看我的老师压力都很大，她们整天围着病人转，被传染的概率也很高，还要受一些性格暴躁的病人的气，家里的孩子完全顾不上。一想到这就是我未来生活的样子，就觉得很可怕！我的家人都希望我考上一家好的医院，可是我根本不想走这条路。马上就要毕业了，我的同学都选定了要报考的医院，积极准备，可是我却还在犹豫不决，考吧，如果真的上了，我觉得我就走不出医疗系统了；不考吧，我觉得对不起我的爸妈，而且也浪费了我这么多年的努力，真的很难过……

A

你好，谢谢你对 12355 青少年平台的信任。我能感觉到你很彷徨。本来以为会一帆风顺地毕业，顺利地找到自己喜欢的单位和工作。但是新冠肺炎疫情的突然来袭，让你感受到医护人员所承受的巨大压力和风险。这破坏了你之前对"白衣天使"的憧憬，让你感到很迷茫。家人对你未来职业生涯的规划，更加剧了你的矛盾和无助感，是这样吗？和你一样，我曾经也是一名医学生，所以很理解你现在的心情。医护行业是一个非常崇高的职业，就像我们曾经宣誓的一样，这是医学生的使命和责任，也是你一向信奉的价值观。新冠肺炎疫情来势汹汹，在疾病面前，很多的医护人员毫不犹豫地选择逆行。在

113

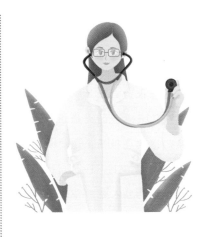

他们的努力下，新冠肺炎的预防、确诊和治疗都取得了重大的突破。这就是他们伟大的地方，也是人生的意义所在。关于考试，无论今后是否从事这个行业，其实都可以先进行考试的准备，如果实在是不喜欢，也可以从事一段时间后再转行，这样既不会让今后的自己后悔曾经的决定，也能让自己有更多的选择。相信无论是备考的经历，还是在医院工作的经历都会给你莫大的收获。目前你的情绪比较低落，建议你可以通过多运动、多和朋友交流的方式来缓解情绪，积极思维，自我肯定。我很愿意和你交流。祝你一切顺利。

3

Q

我是一名大三学生，学服装设计，因为新冠肺炎疫情，大学时最主要的一场时装秀办不成了。我还在担心学校开学时外地学生要隔离 14 天，心情很焦虑。

A

我想那场时装秀对你一定非常重要，关乎你的未来，并且你对展示自己精心准备的作品很期待，可眼下办不成了，你的内心非常失望；你担心假如在学校外隔离将是一个什么样的场景，这种不知情、不确定的状态让你感到抓狂。一边是对现状的无奈，一边是对未来的不确定，让你倍感焦虑。人在面对突发事件的时候都会经历一个从无法接受，由愤怒、无奈、沮丧、失望等很多情绪到慢慢过渡到接纳事实、平静下来，再到主动适应的过程。而此刻你选择寻求帮助，把困扰说出来，正是接纳和改变的开始。首先，要相信你的作品未来会有更多展示的机会。其次，假如学校有隔离的措施，一定会妥善安排，而你或许可以利用这个时间再次打磨你的作品，或者可以做一些你喜欢的事。还有许多跟你面临同样境遇的同学，不妨也和他们聊一聊。人生也是一个大秀场，预祝你在这个秀场也精彩不断！

115

④ 4

Q

　　我是一名 90 后企业职员，因为疫情，过年前到现在一直待家里没有出去过。时间越长，就越害怕出去。过几天就要上班了，想到家里老年人体质不是太好，自己要到外地工作不能贴身照顾他们，特别担心家人和自己被病毒感染，我真是太难了！

A

　　你好！从你的描述可以看出，当下由于担心自己和老人感染病毒，即使是上班，你也害怕出门，现在心情忧虑、烦躁，影响了饮食和睡眠，希望得到平台帮助，是吗？

　　首先，感谢你对平台的信任，也看得出你能积极想办法寻求帮助。当下由于传染源的不确定性以及家庭成员的结构状况，你的这种担心也是正常的，这些担心焦虑可以提醒你在上班之前，对自己和家庭做一个防护准备，感谢不安和焦虑的到来，是它提醒了你需要做好即将出门的准备。国家当下的号召是一些重要领域、重要行业、重要岗位，为了疫情防控准许复工，你出去上班，也是为疫情防控做贡献！

　　现在请做好两个方面的准备，一个是你自己上班路上及岗位上的防护，很多官方网上都有科学的防护指导。第二个是你离家之后，父母的生活安排。这一点和父母沟通交流商讨，也是一次亲子关系加深的机会。

　　"封城"不封爱，群防又群控，12355 始终陪伴你身边！

5

Q

　　您好，我是一名高中学生，我想知道这场新冠肺炎疫情什么时候能够过去？

A

　　你好，能够感受到你此时的心情，关于这次疫情什么时候能够过去，我不能给你准确的回答。但是我有一个判断，如果我们每个人从现在开始都做好自己的事情，负起自己的责任，医疗、科研部门努力工作，后勤部门提供保障，而我们自己过一种负责自律的生活，少出门、不聚集、出门戴口罩、做好卫生防护，我们的生活就会比较快地恢复正常。其实这取决于病毒的特性和我们每一个人的行为。只要我们每个人坚定信心，利用这段时间做一些有益身心的事，做好自我防护，疫情一定会结束！谢谢你的提问，请照顾好自己！

117

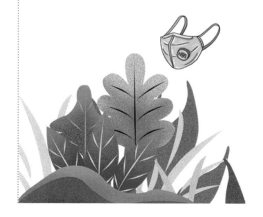

6

Q

您好，老师，我是 15 岁女生，目前"宅"过年，心情焦虑，我喜欢出去玩，不想做作业，不想上网课，不想"宅"家，但现在只能在家写作业。

A

你好，听声音你是活泼、漂亮、拥有很多朋友的女生，"宅"在家里过年确实让你受累了。但在这疫情严峻情况下，你执行得不错，是遵纪守法的好学生，虽然有这些郁闷，虽然不想完成作业，但还是坚持完成这些学业，这是非常难得的，是一种自我成长、自我管理的提升！请继续这样鼓励自己，大道理不用多说，为自己的理想去努力，我欣赏你！你能为自己的心理困惑主动寻求支持，说明你是非常关注自己心理健康的好学生，若有其他想法，欢迎你随时来访。祝你永远开心！好好学习，天天向上。

(24) 7

Q

　　我好烦，不想在家，家里三口人总是为点小事就吵，甚至发生肢体冲突，不想与父母说话。家里吃的东西快没有了，也没有防护服和护目镜，没办法出去。考研的成绩就要出来了，因为感觉考得还不错，所以特别担心会耽误后续面试。

A

　　你好，感谢你对 12355 心理援助团队的信任，我特别理解你现在的感受，和你一样我也待在家里隔离观察，十几天没出门了。

　　这突如其来的疫情，咱武汉甚至全国都在面对，当大家看到每天增多的病例和网络上各种视频之后，很担心害怕，加上待在家里的无奈、无聊，就产生了焦虑、烦躁、易怒、自责等情绪，这种情绪是所有人在面对突发疫情的时候都会产生的心理（应激）反应。

　　父母的脾气很大，为一点小事相互指责，我想问问在疫情发生之前的日子里，是不是也这样呢？如果不是，那你是否可以试着理解你的父母，他们其实与你一样，都在经历着这场灾难，都在承受着同样的心理压力。

　　我们都在努力，不出门、不聚集是为了疫情能够尽快得到控制，生活学习尽快恢复正常。在试着理解父母此刻的情绪和行为之后，找一个合适的机会与他们沟通，也给他们一些安抚和支持。同时要相信，在非常时期，国家、地方政府和学校会考虑到疫区学生的实际情况，会有特殊的政策。所以呢，安心

119

等待成绩出来，利用这段时间，为面
试做一些准备工作。

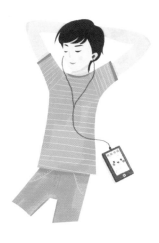

最后，建议你放下电话，找个安
静的房间，坐下来，深呼吸，听听音
乐，也可以上网关注你报名的大学的
情况。在自己情绪得到舒缓之后，尝
试着换一种方式与父母交谈，一起想
办法解决当下家里没有防护服和食物
快没有了的问题，也可以求助小区物
业或所在社区工作人员。多关注官方新闻，多喝水，休息好，
继续保护好自己，保护好家人，家里最安全。

能帮到你我感到高兴，如果有需要可以再次拨打电话，老
师随时陪伴你。

8

Q

　　老师您好，我挺烦自己的，这个春节不能出门，我天天"宅"家里睡觉，睡得头昏脑涨的，也不想写作业，好懒，好丧啊！感觉自己再这样下去都要废了！我想改变又没有动力，老师，您能给点建议吗？

A

　　你好！谢谢你和老师说出你的烦恼。天天在家，过长时间的睡眠，是会有点脑缺氧，头晕晕的感觉。你想改变就是很好的开始！先给自己一个肯定！想想改变了现在这种状态我们可以收获到什么，饱满的精神？舒适的身体状态？平和的心态？还有……想一想，给自己信心！建议你根据自己的人生目标、学习目标做好假期计划。调整状态，可以先从规律作息开始，调个闹钟，安排好作息时间、娱乐时间，按计划做事，每天晚上盘点自己的收获，起床时给自己一个大大的微笑，告诉自己，新的一天开始了。也可以和朋友视频聊聊天，和家人唠唠嗑，分享你的收获、进步。只要我们迈出第一步，坚持下来，就会发现原来自己真的很棒！相信你可以做到的！以后有问题欢迎继续提问，期待你的好消息。

121

9

Q

现在疫情严重，学校都停课了，我感觉自己不想上学了，但是成天在家里也没有别的事情做，碌碌无为。

A

你好，感谢你的提问，是的，疫情这么严重，我们的学习计划被打乱了，假期一下子延长了这么长的时间，打破了原先的计划。有时会让我们一时无所适从，而且情况一直在变化，也不能肯定现在定好的开学时间能按时开课，加上对疫情的担心，会突然感觉到自己不知道该干些什么，没有了目标。这会让我们心里感觉不踏实、茫然，甚至对上学产生怀疑，这属于非正常时期正常的情绪。我们可以及时调整心态，想一下，这半个月不能开学，在家里我可以干些什么，比如：找一些可以在家里做的运动项目，按时起床，现在很多重点学校对大家免费开放了直播网课，可以去学一学，相当于在家就可以上重点学校了，这么好的资源不处于非常时期是没有的；还可以将曾经想做，却因上学而没时间做的事情和兴趣爱好列个清单，一件一件去完成。很多英雄正在一线奋战，我们在家也并不是碌碌无为，也是在为国家打赢这场战役做贡献，相信不用等太久，疫情很快就会过去，我们也会很快恢复正常生活，祝你有个好心情！

(24) **10**

Q

　　我初二时，学不进去，父母在外打工，晚上有失眠的情况，后来我一度辍学。经常三四个月不出门，还经常摔手机，2019年曾做心理治疗，医生开了药给我服用，我觉得自己好了，因此现在很想提高成绩，可是到学校就开始请假，逃避考试。最近疫情导致假期延长，我在家除了睡觉，什么也不想做。

A

　　你好，感谢在平台提问。你说你觉得自己好了，我真替你开心，你现在的情绪状态相对稳定，对吗？不像以前那样不出门，而是回到学校里开始学习了。其实你很想好好上课，提高成绩，也希望同学和老师都喜欢你，这是一个充满希望的开始，要敢于开始，积极面对，在挑战中成长，在这里，我要表扬你这点。你现在面临的困难是到学校就开始请假不去上课，不想考试，学习是一个积累知识的过程，你先去经历这一过程，比如要经历听课、完成作业、课后复习等系列动作。不要着急，毕竟你停止学习已经有挺长一段时间了，情绪也是刚刚恢复平稳，这需要一点时间来缓冲的。我们先以能去上课作为一个小目标，来适应学校的学习生活，好吗？你能够做得到。最后说一点，医生在药物的使用上是专业的，你吃的药物可以改善你目前的症状，你要记得按医嘱服药哦。如果对服药有自己的想法，请找医生谈一谈。若有问题也欢迎你继续提问！祝一切顺利。

123

11

Q

您好，以前我一直期待寒假可以放得长一点，总感觉作业没做完就开学了。今年的寒假因为新冠肺炎疫情而延长了，我的寒假作业早就做完了，游戏也打烦了。现在每天除了发呆，我还可以做点什么呢？

A

你好，看得出来，你是一个热爱学习的好学生，无所事事的状态一定让你很抓狂，让你感觉很焦虑吧？那就让我们在这个难得的长假里"搞"一点事情做做吧！首先，我们可以去直面这次的疫情，研究一下这个病毒到底是什么，如何传播、如何防范等，然后制作一份科学小报。也可以收集一些在抗击疫情过程中的感人故事，描绘、讴歌那些奋不顾身的抗疫英雄，开学后你就能与同学们一同分享啦。其次，我们虽然不能外出，但我们可以在家中做一些室内的体育活动，来增加我们抵御病毒的能力。难得的长假也正是阅读的好时期。找一两本平时没有时间阅读的经典名著，好好静下心来读一读。最后，要记住再长的假期也总要结束，开学或许就在眼前。因此我们要时刻准备好，调整好自己的生物钟，合理安排好一天的生活。同时规划一下在新的学期里，自己有哪些新的学习计划。当我们把这些都安排得有条不紊的时候，我们就是自己生活的主人，而不会将假期过成一锅粥了！当然，当你还感觉无聊时，欢迎继续来我们平台提问。

☎ **12**

Q

　　您好，我是一名高三的学生，本来我对高考还是蛮有信心的，然而疫情把整个生活都打乱了，我现在心烦意乱，各种疫情相关的信息让我无法静下心来；我也担心自己的健康状态，严格控制自己不出门，但是爸爸妈妈要出去买菜呀，我特别担心他们把病毒带回家，我该怎么办？

A

　　同学，你好！非常感谢你对 12355 的信任。作为高三学生，本身压力就比较大，又因为疫情导致很多之前的安排被打乱，确实会让人变得不知所措。

　　先说说关于"被感染"的担心吧，这是每个人都可能会有的。因为担心，也会更多地关注和疫情相关的信息。面对各种网络平台，过度关注可能会带来更强烈的焦虑感。所以，我们要有选择性地获取信息，多关注来自于官方媒体的报道。

　　其次，是调整学习计划。在没有办法去控制外部因素时，我们可以选择更主动的学习模式，比如对现有的知识体系进行梳理、寻求同学和老师的帮助，或许这样会更利于我们的复习迎考。

　　除此之外，我们还可以用积极的态度去面对这次的突发疫情，比如，我们是不是可以把自己的烦恼和父母谈谈，和他们交流下疫情防控的注意点。另外，我们也可以每天安排 1 个小时，做一些可以让我们情绪放松的事情，比如健身、听音乐、冥想等。

　　最后，祝愿你能尽快解决你的困扰，并预祝高考顺利。

125

(24) **13**

Q

您好！我今年初三，最近的疫情这么严重，开学的日期无法确定，我好担心影响到几个月后的中考。我最近烦躁不安，脾气很坏，我该怎么办？

A

你好！感谢你来到平台让我知道你有这样的不安情绪，其实你的情况也代表着即将面临中考的这部分孩子的心理状态。我特别能够理解。目前面对疫情的发展，各个学校都密切关注积极准备应对，学校会考虑学生们的学习进度和学习效果，对于延迟开学，学校也会有对应的"停课不停学"的办法来帮你们复习迎考的，比如线上课等。以往在学校上课时同学们可能会抱怨没有时间刷题，现在正好留给你们好多的机动时间，你可以好好利用这段时间，查缺补漏，说不定有些同学可以利用这段时间完成逆袭呢！

你目前的烦躁和不安的情绪其实也说明你是个对自我有高要求的孩子，只是在面对突发的事件时缺少了一点冷静，好好坐下来，做做深呼吸或者听一听音乐，然后重新制订接下来的计划，一步一步按计划复习，自我管理能力强大了，就能更好应对客观的变化。中考还有好几个月，那时候我们肯定已经打赢了这一场战役，当中考如期举行时，相信走进考场的是信心满满的你！祝你天天有进步！

🕝 **14**

Q

　　我是一名即将参加中考的学生，这次疫情的原因，我所有的补课都停掉了，开学要延期了。我突然有点害怕，我觉得会不会影响我的中考，我每天都关注疫情，学习也没了心思，不知道该怎么调整。

A

　　你好，很高兴接到你的咨询。随着新冠肺炎疫情的来临，我很能理解你的担忧，特别对于初三的孩子，焦虑更甚。所以你的害怕和担心都是正常的反应。

　　那么，面对中考，在如此特殊悠长的寒假，应该怎么做呢？一句话：韬光养晦，内外兼修。所谓"内"指的是保护好自己的免疫系统，合理安排好自己的学习生活；所谓"外"指的是做好抵御病毒的防护。具体怎么做呢？

　　一是保证充足的睡眠，也就是保护自己宝贵的免疫系统。每天睡眠 7~8 小时，坚决不熬夜。

　　二是多样化膳食，适当运动，为免疫系统保驾护航。

　　三是看书充电，合理安排好自己的作息时间，不因为放假延长就在时间上放纵自己。看书累了可以画画，刷题乏了可以听歌……还可以提前预习新学期的内容，当刷题归纳总结占据了你的主要时间和大脑，焦虑将消失得无影无踪。

　　其实，我们每个人每天都在面对变化无常的世界，重要的可能不是你经历了什么，而是你在经历这件事情所采取的应对方式是否得当。孩子，祝愿你岁月静好，明天会更好！

127

15

Q

　　我是一名高二的女生，我一直希望自己成为一个医生。这次疫情的发生，我看到电视里医生不吃不喝不上厕所，还要承受可能被感染的风险，我退缩了，我觉得我做不到，整个寒假好像失去了前进的目标，不知道怎么办。

A

　　同学你好！我非常能理解你的感受。从小到大的理想被眼前的种种现实动摇了，甚至开始自我怀疑，你的心里一定非常难受。首先，从疫情暴发到现在，几乎每一个人都经历了不小的心理波动，所以，我想你也一样，大部分的焦虑甚至恐惧是来自于疫情本身。其次，在对抗疫情的这场战斗中，冲锋一线的战士是医务工作者，他们是离危险最近的人，也许这样的付出甚至是牺牲和你以往对医生职业的认识形成了冲击。如果你可以通过这次疫情更立体、更全面地理解医生这个职业，也是非常好的一次学习和自我认识。你可以在今后很长一段时间里不断评估自己喜欢和适合从事的职业，每一份职业都有"被人羡慕的光环"的一面和"不为人知的辛苦"的一面，有时做好一个普通人也是对社会力所能及的贡献，才不辜负奋战在抗击疫情一线的医务工作者。最后，作为一名高二的学生，你一定知道怎样才能更好地在寒假中完成学习计划，相信你可以在开学前调整好身心状态，立足眼下，无畏将来。

24 16

Q

您好，我在网上看到很多消息，看到大家都去支援武汉的时候我也很激动：武汉加油！可是，我们楼下有湖北的邻居，我又很怕他们回来。我是不是一个口是心非的坏人？

A

你好，感谢你在平台的提问。就你的问题描述，你肯定不是一个口是心非的坏人，而是和我一样，没有生活在湖北，但同样关注并配合控制疫情发展的普通人，有着不同的心情起伏，激动的、担心的、害怕的……这是在灾难面前我们普遍都有的情绪，我很理解你现在的心情。

你说在网上看了很多的信息，确实现在的信息量非常庞大，都会对我们的心理造成影响，因此，筛选信息就显得特别重要。对于正能量的信息，我们保持接受，并在实际生活中尽量配合疫情防控的要求，提升自己的责任感与对生活的信心。面对现实生活中可能出现的危险，适度的担心是有必要的，说明你对危险保持着警惕，你可以通过咨询物业、居委会了解外省市人员返回当地后的安置措施，来缓解你对于疾病的恐惧，也可以把你的担心跟家人一起讨论，获得他们在情感上的支持。能及时感知自己内心的情感冲突并向专业平台求解，展现了你的智慧，相信你也一定可以平衡好情绪，顺利度过这段时期的。祝平安健康。若有问题欢迎继续提问。

129

17

Q

　　我是一个高二的男生，我之前去医院诊断患有中度的焦虑症，过年期间我一直看新闻，知道了疫情的严重性，我开始害怕去医院，复诊开药成了我最害怕的事情，紧张得经常失眠，饭也吃不下，我该怎么办？

A

　　你好，非常感谢你对 12355 平台的信任。我非常理解你现在的担忧和害怕，你需要去医院复诊控制自己的焦虑情况，而新冠病毒肺炎的出现，会让你觉得也许出一趟门就有着被感染的可能性，给你原本就忧心忡忡的生活又增加了困扰。容易产生焦虑的人，本身就会对于生活中出现的任何风险及危机相当敏感，所以，首先需要缓解一下焦虑紧张的情绪，让大脑能够开启理性思考的功能。建议你稍微减少一些关注疫情的时间，每天不要超过 1 小时。毕竟网上各种难辨真伪的信息往往会传递一些负面的情绪，这不仅影响你的理性判断，也更容易加重你的焦虑情绪。

　　另外，可以多想一些在抗击疫情过程中，自己力所能及做的小事情，比如督促家人戴口罩，学习正确的消毒杀菌方法，对于要去医院复诊焦虑症，规划出人少安全的出行路线。当你为自己焦虑的事情做出一些理性可行的应对方案，相信你会渐渐找回对生活对未来的掌控感，也一定能够从焦虑情绪中走出来。祝一切顺利！

⒉④ **18**

Q

我是一名大三的学生，寒假我已安排了实习的机会，结果因为疫情，我哪里也去不了了，我很沮丧，对未来的职业突然就没有了兴致，觉得干什么都提不起劲。

A

你好！感谢你对 12355 平台的信任，非常能理解你当下的困惑和感受；因为疫情出现的时间节点正是春节前后，所以打乱了你年后的诸多实习计划，确实给你带来不便和困扰。

心理学家艾利斯的 ABC 理论认为："A"是事件，"B"是观念，"C"是结果。同样遭遇一件事，不同的人会引起不同的情绪体验，为什么？ 因为面对事件观念不同结果也不一样。就如面对你期盼的实习：一个人可能认为这次实习是参加社会体验的一个开始，因为疫情去不了相信单位也能理解，下次可以再安排。而另一个人可能觉得这是唯一的一次实习机会，如果这次不去以后实习单位不要我了怎么办啊？ 于是不同的观念"B"带来的结果"C"截然相反。

面对新冠肺炎疫情我们可以调整消极思维，以积极的心态按照卫生部门的要求：戴口罩、勤洗手、免外出；建议你利用难得在家里的时间学习新的知识，做自己喜欢的事情，增加适量的运动（对调整情绪有帮助）。先照顾好自己，再保护好家人，等春暖花开疫情结束之时，可以以全新的姿态投入到新的学习和实习之中，祝你顺利！

131

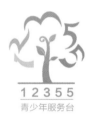

12355
青少年服务台

人的身心是一个整合系统，人体的健康状况受到心理与生理因素的共同作用。坚强的心理素质与强健的身体素质就如车之两轮、鸟之两翼，只有双轮驱动、双翼齐飞，才能增强免疫力，抵抗病毒的入侵。

亨·奥斯汀说："这世界除了心理上的失败，实际上并不存在什么失败。"积极心态是抗击疫情的"心理口罩"，我们要防止"病毒未侵，心态先崩"。有了积极的心态，才能有战胜一切困难取得成功的信心，才能保持生活的平静与幸福。

青少年群体社会经历有限，几乎未经历过如此重大的突发公共卫生事件。当病毒肆虐、疫情暴发，铺天盖地的信息刺激着人们神经的时候，青少年如何保持理性平和的心态、积极乐观的情绪，如何增强战胜病毒的信心，如何正确面对学习、工作和生活，是社会、学校、家庭和共青团组织都应引起重视的问题。

本书是共青团中央维护青少年权益部和北京市青少年法律与心理咨询服务中心组织编写的一本疫情期间的青少年心理防疫书，书中精选的"百问百答"是针对疫情期间青少年的心理疑惑做出的专业解答，兼具普遍性与特殊性，希望本书能够给广大青少年、家长及青少年工作者以参考，帮助青少年缓解心理压力、消解紧张情绪、消除内在恐惧，增强战胜病毒的信心与勇气，打赢这场疫情防控阻击战。受篇幅限制，本书刊载的案例有限。

疫情防控期间，全国 12355 青少年服务台将持续通过电话、线上等渠道提供心理咨询和心理援助，也将继续整合专业力量，宣传普及心理卫生知识。希望广大青少年朋友们在面对心理问题时能够积极寻求专业帮助，更希望大家能够做好自我心理调适，合理膳食、适当运动，保持身心的平衡，达到生命的最佳状态。

春天已如约而至，这个初春注定不平静，但雨过终会天晴，我们始终坚信有党和政府的坚强领导、有全体中华儿女的万众一心，疫情带来的阴霾终将驱散，我们很快会看到一个阳光明媚、充满希望、生机勃勃的春天。

本书成书较为仓促，难免有不当之处，恳请各位读者和专家批评指正。

共青团中央维护青少年权益部
北京市青少年法律与心理咨询服务中心
2020 年 2 月 10 日